Anna Kathrin Holtwiesche

Soziale Betreuung richtig dokumentieren

PFLEGE PRAXIS

Das Dokumentationsinstrument DI-ABBA

schlütersche

Anna Kathrin Holtwiesche ist Sozialarbeiterin (B. A.) und seit mehreren Jahren in der Altenarbeit tätig

*Mit DI-ABBA können Sie genau
das dokumentieren, was Sie sollen:
Ihr Angebot und seine Wirkung auf
das (Wohl-)Befinden eines Bewohners.*

Bibliografische Information der Deutschen Nationalbibliothek
Die Deutsche Nationalbibliothek verzeichnet diese Publikation in der Deutschen Nationalbibliografie; detaillierte bibliografische Daten sind im Internet über https://dnb.de abrufbar.

ISBN 978-3-89993-960-6 (Print)
ISBN 978-3-8426-8925-1 (PDF)
ISBN 978-3-8426-8926-8 (EPUB)

Nachdruck der 1. Auflage von 2018 (PoD)

Reihengestaltung: Groothuis, Lohfert, Consorten, Hamburg
Umschlaggestaltung: Kerker + Baum, Büro für Gestaltung GbR, Hannover
Titelbild: Kzenon – stock.adobe.com
Satz: PER MEDIEN & MARKETING GmbH, Braunschweig
Druck: Customized Business Services GmbH, im Auftrag der KNV Zeitfracht GmbH

INHALT

Vorwort 7

1 **Einleitung** 9
1.1 Ziele der Sozialen Betreuung 10
1.2 Dokumentieren Sie einfach – mit DI-ABBA 10

2 **Unverzichtbar für die Altenhilfe: Soziale Betreuung** 14
2.1 Wichtig für Ihre Arbeit: § 43b SGB XI 15
2.2 Betreuungskraft: empathisch, kommunikativ und kreativ 17
2.2.1 Empathie: Erkennen Sie Bedürfnisse und schätzen Sie sie ein 18
2.2.2 Kommunikationsfähigkeit: Sagen und schreiben Sie, was Sie erleben 22
2.2.3 Kreativität: Setzen Sie immer wieder neue Impulse 23

3 **Dokumentation – die Grundlagen** 26
3.1 Anforderungen an die Dokumentation 26
3.2 Dokumentation der Sozialen Betreuung 27
3.2.1 Dokumentation der Betreuung von demenziell veränderten Menschen 31
3.3 Dokumentation – mehr als ein Beweismittel 32
3.4 Basis der Dokumentation: Pflegesysteme 34
3.4.1 »Aktivitäten (und Beziehungen) und existenzielle Erfahrungen des Lebens« 35
3.4.2 Das Strukturmodell mit der SIS® 36
3.5 Begutachtungsinstrument (NBI) 38
3.6 Wer dokumentiert was? 39
3.7 Dokumentation der Sozialen Betreuung – Kriterien 39
3.7.1 Erfassung von Lebensqualität: DCM & H.I.L.DE. 40
3.7.2 Was ist eigentlich »Wohlbefinden«? 46
3.8 Warum ist die Biografie eines Menschen so wichtig? 50
3.9 Methoden und Dokumentation 52

4 **DI-ABBA – leicht und übersichtlich dokumentieren** 55
4.1 Soziale Betreuung als Prozess 55

4.2 DI-ABBA als Nachweis von Lebensqualität und Angebotsplanung ... 58
4.2.1 DI-ABBA: analog und digital ... 59
4.3 DI-ABBA – die vier Bestandteile ... 59
4.3.1 A wie Angebot ... 61
4.3.2 B wie Beobachtung ... 62
4.3.3 B wie Bewertung ... 64
4.3.4 A wie Aktion ... 67
4.4 Vorteile von DI-ABBA: Qualität, Inhalte und Verbindungen ... 68
4.5 DI-ABBA in der Praxis ... 70
4.5.1 DI-ABBA und die allgemeinen Leistungen zur Betreuung ... 71
4.5.2 DI-ABBA und die Betreuung von Menschen mit Demenz ... 82
4.6 Berichteblatt – Ressource für Ihre Dokumentation mit DI-ABBA ... 100

5 Praxistipps für den Umgang mit DI-ABBA ... 105
5.1 Worauf Sie bei »Angebot« achten sollten ... 105
5.2 Worauf Sie bei »Beobachtung« achten sollten ... 106
5.3 Worauf Sie bei »Bewertung« achten sollten ... 107
5.4 Worauf Sie bei »Aktion« achten sollten ... 108
5.5 Dokumentieren Sie mit fest vereinbarten Begriffen ... 110
5.5.1 Formulierungshilfen ... 111
5.6 Treffen und deuten Sie Aussagen richtig ... 112

6 DI-ABBA – wissenschaftliche Basis ... 117
6.1 Deming-Kreis und PDCA-Zyklus: Denken Sie in Prozessen ... 118
6.1.1 PDCA und DI-ABBA ... 119
6.2 Gewaltfreie Kommunikation: Kommunizieren Sie wertfrei ... 121
6.3 Kybernetik: Was Sie über das Beobachten wissen sollten ... 124
6.3.1 Kybernetik erster Ordnung ... 125
6.3.2 Kybernetik zweiter Ordnung – der Beobachter als Teil des Systems ... 127
6.4 Hermeneutik: Was Sie über Interpretation und Deutung wissen sollten ... 128

Literatur ... 130

Register ... 132

VORWORT

Die Dokumentation in der Sozialen Betreuung ist keine leichte Aufgabe. Neben den Maßnahmen an sich geht es auch darum, deren Akzeptanz bei den Bewohnern zu protokollieren. Dabei treffen Sie auf die Herausforderung, häufig nur anhand von Mimik und Gestik einschätzen zu können, ob Ihr Angebot auch wirklich bei den Bewohnern ankommt.

Als Betreuungskraft sind Sie also besonders gefordert, denn die Dokumentation Ihrer Arbeit dient gleich mehreren Zwecken:

- Sie ist eine Absicherung, ein Nachweis für Ihre Tätigkeit.
- Sie ist eine wichtige Information für das Sie unterstützende Team (Betreuungs- und Pflegekräfte, Pflegedienst- und Bereichsleitungen, Ärzte und externe Kräfte wie z. B. Ergotherapeuten etc.).
- Sie ist eine wichtige Information für Prüfgremien wie den MDK (Medizinischer Dienst der Krankenversicherung).
- Sie ist die Basis zur Verbesserung Ihrer Angebote in der Sozialen Betreuung.

Ihre Aufgabe als Betreuungskraft ist es u. a., mit Ihren Angeboten das Wohlbefinden der Ihnen anvertrauten Personen zu erhalten oder zu verbessern. Ihre Angebote sollten auch ständig optimiert werden – ob Ihnen das gelingt, lässt sich nur im Zusammenhang mit einer lückenlosen, vergleichbaren Dokumentation erkennen.

Nun betreuen Sie aber sehr unterschiedliche Personen mit verschiedenen Vorlieben, Bedürfnissen, seelischen, geistigen und körperlichen Fähigkeiten. Sie bewegen sich außerdem zwischen den geplanten Angeboten und den überraschend notwendig werdenden Alternativen, denn Sie müssen beständig die Tagesform der Ihnen anvertrauten Menschen berücksichtigen. Und all das vor dem Hintergrund, dass viele Ihrer Bewohner durch eine Demenz eingeschränkt sind.

Menschen mit Demenz – eine wachsende Klientel

In Deutschland leben derzeit rund 1,6 Millionen Menschen, die von Demenz betroffen sind. Jedes Jahr gibt es ca. 300 000 Neuerkrankte.* Von den Pflegeheimbewohnern sind rund zwei Drittel von einer Demenzerkrankung betroffen.

* Deutsche Alzheimer Gesellschaft (o.J.). Informationsblatt 1. Die Häufigkeit von Demenzerkrankungen. Im Internet: https://www.deutsche-alzheimer.de/unser-service/informationsblaetter-downloads.html [Zugriff am 23.10.2017]

Sie können das Problem der Dokumentation unterschiedlich lösen:

- mit Formulierungshilfen, die Sie einfach abschreiben;
- oder in vier einfachen Schritten: mit DI-ABBA!

Ich habe das Dokumentationsinstrument DI-ABBA entwickelt, weil ich in meiner Praxis in der zusätzlichen Betreuung sehr häufig auf Dokumentationen stoße, in denen sich Beobachtetes und Vermutungen (»Bewohnerin fuchtelte ›aggressiv‹ mit den Händen«) miteinander vermischen. Oder in denen einfach (nur) sachliche Informationen stehen (»Bewohner hat am Gesprächskreis teilgenommen«).

Tatsächlich gelingt es Ihnen mit DI-ABBA, sehr schnell und einfach genau das zu dokumentieren, was Sie dokumentieren sollen: das Angebot und seine Wirkung auf das (Wohl-)Befinden eines Bewohners.

Crailsheim, März 2018 Anna Kathrin Holtwiesche

1 EINLEITUNG

Was auch immer Sie in der Sozialen Betreuung tun, Sie müssen es aufschreiben. Genau dafür ist die Dokumentation da – und damit tauchen zwei Fragen auf, die Sie beantworten müssen:

1. Was genau soll ich dokumentieren?
2. Wie soll ich dokumentieren?

Sie kennen vielleicht sogar eine gute Hilfe, die Sie bei dieser Aufgabe unterstützt – die Formulierungshilfe-Bücher für die Soziale Betreuung –, die es in unterschiedlichen Variationen auf dem Buchmarkt gibt. Schauen wir doch einmal hinein: Zwei Erkenntnisse gewinnen wir sofort:

1. Die meisten Formulierungshilfen sind vorformulierte Floskeln (»Herr B. kann seine Position im Bett selbstständig verändern.«).
2. Es gibt kein Buch, das für jede Situation und jedes individuelle Verhalten eines Klienten tatsächlich immer die passende Formulierung bietet. (Was schreiben Sie z. B., wenn Herr B. seine Position im Bett zwar selbstständig wechseln kann, dies aber nicht jeden Tag der Fall ist?)

Fazit

Formulierungshilfen für die Soziale Betreuung lassen sich schnell und einfach abschreiben. Ihre Dokumentation füllt sich fast wie von selbst. Allerdings müssen Sie solche Formulierungshilfen immer noch auf die individuelle Situation anpassen – so wird es von einigen Autoren von Formulierungshilfe-Büchern auch ehrlicherweise erwähnt. Stefanie Hellmann etwa sagt: »Formulierungshilfen sollen Ihnen Impulse für eigene, individuell an den Bewohner angepasste Formulierungen«* geben.

* Hellmann, S. (2015). Formulierungshilfen Soziale Betreuung und Alltagsgestaltung. Hannover: Schlütersche, S. 70

Sie müssen also immer selbst dafür sorgen, dass Ihre Dokumentation der Sozialen Betreuung das Verhalten der Ihnen anvertrauten Menschen beschreibt, aber auch Ihre Leistung als Betreuungskraft wiedergibt: Eine gelungene Dokumentation zeigt sich dadurch, dass Sie die Qualität Ihrer Arbeit einschätzen und erkennen, was Sie damit alles bewirken. Dann hilft

Ihnen die Dokumentation auch dabei, Ihre Arbeit nachvollziehbar zu machen und sie zu verbessern.

1.1 Ziele der Sozialen Betreuung

Oberstes Ziel der Sozialen Betreuung ist es, das Wohlbefinden des Kunden zu verbessern. Und zwar in direkter Verbindung mit den Angeboten der Sozialen Betreuung.

Sie müssen also nicht nur dokumentieren, dass Sie ein Angebot gemacht haben – und welches es war –, sondern zugleich dokumentieren, wie diese Maßnahme gewirkt hat und dann noch reflektieren, wie sich das Angebot verbessern lässt.

Damit stehen Sie als Betreuungskraft vor der Aufgabe, das Wohlbefinden einzuschätzen und nach Methoden zu suchen, mit dem dieses beim einzelnen Bewohner ganz individuell verbessert werden kann.

Es existieren also vier wichtige Punkte, die Sie dokumentieren müssen:
1. Was haben Sie angeboten?
2. Wie hat sich der Bewohner verhalten?
3. Welches Befinden lässt sich aus seinem Verhalten ableiten?
4. Was machen Sie mit Ihren Erkenntnissen?

1.2 Dokumentieren Sie einfach – mit DI-ABBA

Damit sind wir bei DI-ABBA, dem Dokumentationsinstrument (DI) ABBA. DI-ABBA verbindet die eben vorgestellten vier Punkte in einem einfachen System.
1. A – Angebot
2. B – Beobachtung
3. B – Bewertung
4. A – Aktion

Mit diesen vier einfachen Schritten verbessern Sie die Qualität Ihrer Dokumentation, halten gesetzliche Anforderungen ein, geben wichtige Informationen gezielt weiter und verfügen gleichzeitig über eine Struktur für Ihre weitere Arbeit.

Wichtig

DI-ABBA verbindet vier feste Inhalte (Angebot, Beobachtung, Bewertung, Aktion), eine feste Reihenfolge und den fachlichen Hintergrund jedes Inhalts. Das ist Ihre praktische Anleitung zur Dokumentation.

Mit DI-ABBA haben Sie einen Baukasten. Sie folgen einer einfachen Struktur, vergessen nichts und brauchen auch nicht unbedingt eine Formulierungshilfe. Die Inhalte Ihres Angebots werden überprüfbar (für Sie und Ihre Kolleginnen und Kollegen) und durch die Struktur hat jeder Punkt, der dokumentiert werden soll, auch schon eine bestimmte Position.

DI-ABBA ist mühelos zu nutzen und kann sehr viel für Sie leisten: Dabei ist es egal, ob Sie dokumentieren, weil es Abweichungen von der Pflegeplanung nach dem Maßnahmenplan der Strukturierten Informationssammlung (SIS®) gibt, oder Sie speziell das Wohlbefinden von demenziell veränderten Bewohnern dokumentieren möchten.

Durch den informativen und gebündelten Informationsgehalt eignet sich diese systematische Dokumentation auch hervorragend für die Evaluation der Maßnahmenplanung nach der Strukturierten Informationssammlung (SIS®). Denn Sie können mit DI-ABBA einfach den routinemäßigen und wiederkehrenden Ablauf der Sozialen Betreuung darstellen, so wie es die Handlungsanleitung fordert.[1]

1 Vgl.: Bundesministerium für Gesundheit (2015). Handlungsanleitung (Version 1.1) zur praktischen Anwendung des Strukturmodells (ambulant/stationär), der integrierten Strukturierten Informationssammlung (SIS) mit der Matrix zur Risikoeinschätzung, der Maßnahmenplanung und der Evaluation sowie mit Hinweisen zum Handlungsbedarf auf der betrieblichen Ebene. Berlin, S. 14

Fazit

Sie dokumentieren mit DI-ABBA mit System, profitieren von einem festgelegten Inhalt und einer sinnvollen Struktur. So arbeiten Sie schnell und sicher.

Nach der Lektüre dieses Buches haben Sie einen kompletten Überblick, was die Arbeit in der Sozialen Betreuung ausmacht und wie Sie mittels DI-ABBA einfach aber sicher und prüfungsrelevant dokumentieren.

So ist dieses Buch aufgebaut:

1. Das erste Kapitel leitet knapp ins Thema ein und zeigt die allgemeinen Ziele der Sozialen Betreuung und deren Dokumentation.
2. Im zweiten Kapitel stelle ich Ihnen das Tätigkeitsfeld und die Anforderungen an eine Betreuungskraft vor. Sie lernen die zwischenmenschlichen Aspekte und Ziele der Sozialen Betreuung kennen. Denn nur so können Sie auch verstehen, warum die Dokumentation der Betreuung so wichtig ist und warum das mit dem Dokumentationsinstrument DI-ABBA besonders gut geht.
3. Das dritte Kapitel vermittelt Ihnen die allgemeinen Grundlagen zur Dokumentation der Sozialen Betreuung und Aktivierung. Ich gebe Ihnen in diesem Kapitel einen Überblick über unterschiedliche Methoden, Vorgaben und die gesetzlichen Aspekte der Dokumentation.
4. Das vierte Kapitel zeigt Ihnen die Praxis mit dem Dokumentationsinstrument DI-ABBA. Ich stelle Ihnen das Dokumentationsinstrument vor und zeige Ihnen, wie es aufgebaut ist. Sie erfahren, was es mit den einzelnen Bestandteilen auf sich hat. Außerdem habe ich Ihnen Beispiele aus der und für die Praxis sowie Tipps und Probleme (natürlich mit Lösungen!) zusammengestellt. Ferner erläutere ich Ihnen, warum die Dokumentation der Sozialen Betreuung anders aufgebaut ist als eine herkömmliche Pflegedokumentation.

5. Das fünfte Kapitel beschreibt ausführlicher die Theorie, die hinter DI-ABBA steht und gibt ganz praktische Tipps zur Anwendung. Sie erfahren Grundlagen zu wichtigen Bestandteilen des Instruments. Zudem gehe ich noch auf die Probleme und Konflikte bei der Dokumentation ein.
6. Das sechste Kapitel vermittelt Ihnen schließlich einen Überblick über die wissenschaftlichen Methoden und Systeme, die ich für die Entwicklung von DI-ABBA genutzt habe. Sie erhalten so wertvolle, zentrale Hintergrundinformationen, warum DI-ABBA aussieht wie es ist und warum es so gut funktioniert.

2 UNVERZICHTBAR FÜR DIE ALTENHILFE: SOZIALE BETREUUNG

Mit dem § 87b SGB XI erhielten 2008 alle Bewohner von stationären Pflegeeinrichtungen einen gesetzlich festgelegten Anspruch auf Betreuung. Eine grundsätzliche Änderung gab es durch die Pflegereform 2017: Der neue Pflegebedürftigkeitsbegriff wurde endlich Wirklichkeit.

Wichtig – Pflegebedürftigkeit

»Pflegebedürftig im Sinne des Elften Buches Sozialgesetzbuch (SGB XI) sind Personen, die gesundheitlich bedingte Beeinträchtigungen der Selbstständigkeit oder der Fähigkeiten aufweisen und deshalb der Hilfe durch andere bedürfen.

Es muss sich um Personen handeln, die

- körperliche, kognitive oder psychische Beeinträchtigungen oder
- gesundheitlich bedingte Belastungen oder Anforderungen
- nicht selbständig kompensieren oder bewältigen können.

Die Pflegebedürftigkeit muss auf Dauer, voraussichtlich für mindestens sechs Monate, und mit mindestens der in § 15 SGB XI (siehe Grad der Pflegebedürftigkeit) festgelegten Schwere bestehen.«*

* https://sozialversicherung-kompetent.de/pflegeversicherung/leistungsrecht-ab-2017/667-pflegebeduerftigkeit-definition.html [Zugriff am 23.10.2017]

Der neue Pflegebedürftigkeitsbegriff sagt also aus, dass körperliche, kognitive und psychische Beeinträchtigungen gleich behandelt werden: Sowohl bei der Bestimmung des Pflegegrades als auch beim Zugang zu den Pflege- und Betreuungsleistungen. Eigentlich hätte man sich da eine zusätzliche Betreuung sparen können. Doch der Gesetzgeber entschied anders. »Da … sichergestellt werden musste, dass auch über den 31.12.2016 hinaus die zusätzliche Betreuung und Aktivierung stattfindet, wurde ab dem 01.01.2017 mit § 43b SGB XI eine neue Rechtsvorschrift geschaffen. Damit wurde der Anspruch auf die zusätzliche Betreuung und Aktivierung in Form der Zahlung eines Vergütungszuschlags an die stationäre Einrichtung zu einem Individualanspruch des Versicherten geschaffen. Durch diesen

Individualanspruch ändert sich am Inhalt der Leistung im Vergleich zur bisherigen § 87b-Leistung nichts.«[2]

2.1 Wichtig für Ihre Arbeit: § 43b SGB XI

»Pflegebedürftige in stationären Pflegeeinrichtungen haben nach Maßgabe von § 84 Absatz 8 und § 85 Absatz 8 Anspruch auf zusätzliche Betreuung und Aktivierung, die über die nach Art und Schwere der Pflegebedürftigkeit notwendige Versorgung hinausgeht.«

Fest steht: Die Leistungen der Sozialen Betreuung sind bezahlte Leistungen und die Basis Ihrer Arbeit als Betreuungskraft. Sicherlich haben Sie – wie viele Ihrer Berufskollegen – eine Qualifikation durchlaufen. Alle Qualifikationen basieren auf einer Richtlinie, die der GKV-Spitzenverband 2008 beschloss und 2016 noch einmal aktualisierte:

»Grundsätze der Arbeit und Aufgaben der zusätzlichen Betreuungskräfte

(1) Die zusätzlichen Betreuungskräfte sollen die Pflegebedürftigen betreuen und aktivieren. Zusätzliche Betreuungskräfte sind keine Pflegekräfte. Als Betreuungs- und Aktivierungsmaßnahmen kommen Maßnahmen und Tätigkeiten in Betracht, die das Wohlbefinden, den physischen Zustand oder die psychische Stimmung der betreuten Menschen positiv beeinflussen können.

(2) Die Aufgabe der zusätzlichen Betreuungskräfte ist es, die Pflegebedürftigen zum Beispiel zu folgenden Alltagsaktivitäten zu motivieren und sie dabei zu betreuen und zu begleiten:

- Malen und basteln,
- Handwerkliche Arbeiten und leichte Gartenarbeiten,
- Haustiere füttern und pflegen,
- Kochen und backen,
- Anfertigung von Erinnerungsalben oder -ordnern,
- Musik hören, musizieren, singen,

---

2 GKV-Spitzenverband (2016). Richtlinien nach § 53 c SGB XI zur Qualifikation und zu den Aufgaben von zusätzlichen Betreuungskräften in stationären Pflegeeinrichtungen (Betreuungskräfte-RL) vom 19. August 2008 in der Fassung vom 23. November 2016

- Brett- und Kartenspiele,
- Spaziergänge und Ausflüge,
- Bewegungsübungen und Tanzen in der Gruppe,
- Besuch von kulturellen Veranstaltungen, Sportveranstaltungen, Gottesdiensten und Friedhöfen,
- Lesen und Vorlesen,
- Fotoalben anschauen.

Die Betreuungskräfte sollen den Pflegebedürftigen für Gespräche über Alltägliches und ihre Sorgen zur Verfügung stehen, ihnen durch ihre Anwesenheit Ängste nehmen sowie Sicherheit und Orientierung vermitteln. Betreuungs- und Aktivierungsangebote sollen sich an den Erwartungen, Wünschen, Fähigkeiten und Befindlichkeiten der Pflegebedürftigen unter Berücksichtigung ihrer jeweiligen Biografie, ggf. einschließlich ihres Migrationshintergrundes, dem Geschlecht sowie dem jeweiligen situativen Kontext orientieren.
(3) Zur Prävention einer drohenden oder einer bereits eingetretenen sozialen Isolation sind Gruppenaktivitäten für die Betreuung und Aktivierung das geeignete Instrument. Die persönliche Situation des Pflegebedürftigen, z. B. Bettlägerigkeit, und seine konkrete sozial-emotionale Bedürfnislage kann aber auch eine Einzelbetreuung erfordern.
(4) Die Betreuung der Pflegebedürftigen gehört zum Leistungsumfang der stationären Pflegeeinrichtungen. § 43b SGB XI ermöglicht es, die Betreuung und Aktivierung der Pflegebedürftigen in einem definierten Umfang quantitativ zu verbessern. Gleichzeitig ist es erforderlich, die Tätigkeit der zusätzlichen Betreuungskräfte eng mit der Arbeit der Pflegekräfte und des sonstigen Personals in den stationären Pflegeeinrichtungen zu koordinieren, damit keine Versorgungsbrüche entstehen. Zu den Aufgaben der zusätzlichen Betreuungskräfte gehören auch die Hilfen, die bei der Durchführung ihrer Betreuungs- und Aktivierungstätigkeiten unaufschiebbar und unmittelbar erforderlich sind, wenn eine Pflegekraft nicht rechtzeitig zur Verfügung steht. Zusätzliche Betreuungskräfte dürfen weder regelmäßig noch planmäßig in körperbezogene Pflegemaßnahmen sowie hauswirtschaftliche Tätigkeiten eingebunden werden. Maßnahmen der Behandlungspflege bleiben ausschließlich dafür qualifizierten Pflegekräften vorbehalten. Die Einhaltung dieser Vorgaben obliegt der verantwortlichen Pflegefachkraft nach § 71 Abs. 3 SGB XI. Den zusätzlichen Betreuungskräf-

ten dürfen bei Hinweisen zur Einhaltung dieser Vorgaben an die Verantwortlichen keine Nachteile entstehen.«[3]

Die Ansprüche an Ihre Arbeit sind demnach hoch. Sie leisten eine wichtige, qualitativ hochwertige Arbeit, die den gesamten Menschen, sein Wohlbefinden, seinen physischen Zustand und seine psychische Stimmung beeinflusst. Eine Aufgabe, die immer mehr Menschen wahrnehmen. Im Oktober 2017 waren schon 60.000 soziale Betreuer in Pflegeeinrichtungen aktiv. Vier Jahre zuvor, 2013, waren es erst 28.000 gewesen.

Auch wenn es in Pressemeldungen hieß, es seien »ungelernte Betreuer«[4], so entspricht das nicht der Wahrheit. Viele Betreuungskräfte haben eine Ausbildung. Soziale Betreuung ist eine komplexe Aufgabe und es gibt konkrete Anforderungen, die Sie erfüllen müssen.

2.2 Betreuungskraft: empathisch, kommunikativ und kreativ

Sicherlich haben Sie Ihre eigenen Erwartungen an Ihre Arbeit und auch einen Anspruch an sich selbst. Diese Erwartungen und Ansprüche haben aber auch andere. Die Betreuungskräfte-Richtlinie des GKV-Spitzenverbandes, der zentralen Interessenvertretung der gesetzlichen Kranken- und Pflegekassen, beschreibt konkret die Anforderungen an eine Betreuungskraft. Im § 3 sind sie zusammengestellt:

»Anforderungen an die Betreuungskräfte
Grundlegende Anforderungen an die persönliche Eignung von Menschen, die beruflich eine Betreuungstätigkeit in stationären Pflegeeinrichtungen ausüben möchten, sind insbesondere

- eine positive Haltung gegenüber kranken, behinderten und alten Menschen,
- soziale Kompetenz und kommunikative Fähigkeiten,

---

3 Ebd.

4 »Zahl der ungelernten Betreuer in Pflegeheimen verdoppelt« Im Internet: https://www.wr.de/politik/zahl-der-ungelernten-betreuer-in-pflegeheimen-verdoppelt-id212355261.html [Zugriff am 26.10.2017]

- Beobachtungsgabe und Wahrnehmungsfähigkeit,
- Empathiefähigkeit und Beziehungsfähigkeit,
- die Bereitschaft und Fähigkeit zu nonverbaler Kommunikation,
- Phantasie, Kreativität und Flexibilität,
- Gelassenheit im Umgang mit verhaltensbedingten Besonderheiten infolge von körperlichen, demenziellen und psychischen Krankheiten oder geistigen Behinderungen,
- psychische Stabilität, Fähigkeit zur Reflexion des eigenen Handelns, Fähigkeit sich abzugrenzen,
- Fähigkeit zur würdevollen Begleitung und Anleitung von einzelnen oder mehreren Menschen mit körperlichen Beeinträchtigungen, Demenz, psychischen Erkrankungen oder geistigen Behinderungen,
- Teamfähigkeit,
- Zuverlässigkeit.«[5]

Nur wer Menschen in ihrer Gesamtheit anerkennt und aus ihrem Verhalten ihre Bedürfnisse ableiten und verstehen kann, ist in der Lage, eine professionelle und an den Bedürfnissen des Bewohners orientierte Betreuung zu ermöglichen. Drei wichtige Kompetenzen liegen all dem zugrunde, die wir uns folgend im Einzelnen anschauen werden:

1. Empathie
2. Kommunikationsfähigkeit
3. Kreativität

2.2.1 Empathie: Erkennen Sie Bedürfnisse und schätzen Sie sie ein

Sie arbeiten mit Menschen und Sie müssen spüren, wie es Ihrem Gegenüber geht und wie Sie sein Wohlbefinden positiv beeinflussen können.

Spüren Sie z. B., dass Ihr Gegenüber beim Gespräch mit Ihnen aufblüht, dann erhöhen Sie sein Wohlbefinden. Jeder Mensch ist ein soziales Wesen und freut sich darüber, wenn er wahrgenommen, anerkannt und in seinem

5 https://www.gkv-spitzenverband.de/media/dokumente/pflegeversicherung/beratung_und_betreuung/betreuungskraefte/2016_11_23_Pflege_Betreuungskraefte-RL__53c_SGB_XI.pdf [Zugriff am 16.11.2017]

Personsein akzeptiert wird. Es ist Ihre Haltung, die zählt – und es ist Ihre Fähigkeit zur Empathie, die Sie weiterbringt. Haltung und Verhalten gehören zusammen! Es ist also von großem Interesse, dass Sie wissen, welche Grundhaltung Sie gegenüber Ihren anvertrauten Kunden einnehmen.

- Erkennen Sie an. Gerade wenn jemand körperlich oder psychisch eingeschränkt ist, können Sie ihm durch Ihre Anerkennung ein positives Gefühl vermitteln.
- Umgekehrt gilt: Wenn Sie ständig fordern, aber nie loben, werden Ihre Kunden nur wenig Freude an Ihrer Art der Betreuung haben.
- Wenn Sie Behinderungen oder Einschränkungen nicht akzeptieren können, sondern den Menschen darauf reduzieren, wird er sich eher zurückziehen. Ihre ganze Arbeit wäre umsonst!

Hinweis

Übersetzen lässt sich Empathie am besten mit der »Fähigkeit, sich einfühlen zu können«. Das Schöne und auch Interessante an diesem Begriff ist die Vorsilbe »ein«. Schließlich ist mit diesem »ein-« auch ein »hineinfühlen« gemeint. In einen Menschen »hineinschauen« zu können, heißt, dass Sie eine Vorstellung davon gewinnen, was in diesem Menschen gerade vorgeht.

Die Arbeit in der Sozialen Betreuung hat durchaus etwas mit Gefühlen zu tun. Sie sind kein Roboter und die Bewohner sind es auch nicht. Ihre Dienstleistung der Betreuung ist nicht dann erledigt, wenn Sie Ihre Stunden abgearbeitet haben, sondern erst dann, wenn die Ihnen anvertrauten Menschen gern zu Ihren Angeboten kommen, sich währenddessen wohl fühlen und das Gefühl haben, sogar in ihren Fähigkeiten gebraucht und anerkannt zu werden.

Die Fähigkeit, sich in den anderen einzufühlen, also empathisch zu sein, legt das Fundament für Ihre erfolgreiche Arbeit in der Sozialen Betreuung. Sie sollen, so sagt es die Richtlinie, »empathie- und beziehungsfähig« sein. Eine professionelle soziale Beziehung zwischen Betreuungskraft und Bewohner bedeutet:

- Sie kennen den Bewohner.
- Sie sind vertraut mit seinen Interessen, Bedürfnissen und Fähigkeiten.
- Sie kennen seine Alltagsstruktur und seine Biografie.
- Sie haben eine professionelle Beziehung zum Bewohner aufgebaut.

Die professionelle Beziehung zum Bewohner ist wichtig. Sie kennen das vom Verhältnis zwischen Arzt und Patient, der »Arzt-Patienten-Beziehung«. Diese Beziehung ist immens wichtig, da sich ein Patient seinem Arzt anvertrauen soll und vom Arzt erwartet, dass er ihm mit Fachwissen, Wertschätzung und Verlässlichkeit begegnet.

Auch bei Ihrer Beziehung zum Bewohner handelt es sich um ein ähnliches Gefüge, schließlich ist die Begleitung der Bewohner Ihr Beruf. Dabei sind der wertschätzende Umgang sowie Verlässlichkeit und Wissen über das Tun und Handeln wichtige Elemente. All das soll möglichst in einer Balance zwischen Nähe und Distanz geschehen. Schließlich betreuen Sie kein Familienmitglied, sondern einen fremden Menschen – auch wenn Sie diesem manchmal sehr nahe kommen (müssen), um Ihre Arbeit wirklich gut zu machen. Ohne Empathie wäre das schlicht unmöglich.

Wichtig – Ihre Aufgabe: Bedürfnisse erkennen

Es geht in der Sozialen Betreuung nicht nur darum, dass sich die Bewohner nicht langweilen. Es geht vielmehr darum, dass ihre sozialen Bedürfnisse befriedigt werden können. Vor allem wenn ein Bewohner keine Angehörigen mehr hat, können Sie zu einer seiner wichtigsten Bezugspersonen in der letzten Lebensphase werden.

Nur mit Empathie können Sie eine wirkliche Beziehung gestalten. Sie kennen den Bewohner, erleben in Ihrem Berufsalltag sein Wirken und Handeln. Sie können Rückschlüsse aus den Reaktionen des Menschen und aus der Alltagssituation ziehen. Ihnen werden Unterschiede auffallen, wenn jemand von seinem gewohnten Verhalten abweicht und Sie werden Ihre Betreuungsangebote entsprechend anpassen.

Sich einzufühlen bedeutet aber auch, dass Sie sich auf Ihre eigene Gefühlswelt einlassen müssen. Eine typische Frage lautet: »Wie würde ich mich in dieser Situation fühlen?« Gefühle können unklar oder sogar gegensätzlich sein. Je mehr Verständnis Sie für Ihre eigenen Gefühle haben, desto empathischer können Sie auf andere eingehen.

Beispiel – Veränderung

Jeder Bewohner erlebt den Einzug in ein Heim unterschiedlich. Wer diese Entscheidung selbstständig trifft und schon vorher sehr positive Erfahrungen gemacht hat, erlebt die Einzugsphase anders als jemand, der gegen seinen Willen in eine Pflegeeinrichtung ziehen soll. Selbst der optimistischste Neuling im Heim wird aber erst einmal irritiert sein.

Denken Sie doch nur einmal daran, als Sie das letzte Mal umgezogen sind. Sie haben sich vielleicht darauf gefreut, endlich eine schönere Wohnung zu haben, mit anderen, unbekannten Menschen in Kontakt zu kommen. Dennoch ist die neue Wohnung zunächst fremd, die Nachbarn neu. Gerüche, Geräusche – alles ist ungewohnt. Sie brauchen Zeit, um anzukommen. Sie sind trotz aller Freude zumindest anfangs ein wenig verunsichert und müssen sich erst einmal zurechtfinden.

Nun stellen Sie sich vor, man hat Sie gegen Ihren Willen aus Ihrer geliebten Wohnung geholt. Sie wurden gar nicht gefragt! Sie vermissen Ihre Möbel, mussten vielleicht sogar Ihren geliebten Hund zurücklassen. Ihre vertrauten Nachbarn sind fort, der gewohnte Ausblick fehlt ... Zu allem Unglück wissen Sie auch noch, dass Sie die neue Wohnung nie wieder aus eigener Kraft verlassen können. Wie würden Sie sich fühlen?

Es ist keineswegs unprofessionell, wenn Sie mit Gefühlen arbeiten und Gefühle einbringen! Es ist schlicht und ergreifend notwendig. Allerdings bleiben Sie in Ihrer Arbeit nicht bei Ihren oder den Gefühlen anderer stehen, sondern müssen diese für andere übersetzen: für Ihre Kolleginnen und Kollegen in der Betreuung, für die Pflegefachkräfte, die Prüfer vom MDK etc. Schließlich wird von Ihnen erwartet, dass Sie die Bedürfnisse eines Bewohners, die hinter den Gefühlen liegen, erkennen und dokumentieren können.

Wichtig – Ihre Aufgabe: Bedürfnisse einschätzen

Ihre Dokumentation der Bedürfnisse eines anderen Menschen ist ein wichtiges Fundament Ihrer Arbeit. Nicht immer kann Ihnen Ihr Gegenüber sagen, was er gern möchte. Oft ist Ihre Einschätzung gefragt.

Eine Einschätzung ist aber keine unumstößliche Wahrheit. Sie können immer nur versuchen, möglichst nahe an die tatsächliche Erlebenswelt eines Bewohners zu kommen. Das wird Ihnen mal mehr, mal weniger gelingen. Dennoch gibt Ihre Einschätzung wichtige Impulse für Ihr weiteres Handeln – und auch für das Handeln anderer an der Pflege und Betreuung beteiligter Personen.

2.2.2 Kommunikationsfähigkeit: Sagen und schreiben Sie, was Sie erleben

Neben der Empathie ist die Kommunikationsfähigkeit eine weitere, wichtige Kompetenz bei Ihrer Tätigkeit als Betreuungskraft. Sie führen mit Ihren Bewohnern unterschiedliche Gespräche oder Aktionen durch: Sie trösten, informieren, beraten, beschäftigen, erzählen, aktivieren usw. Schon deshalb sollten Sie Wert auf Ihre Kommunikationsfähigkeit legen. Ferner müssen Sie ja all das, was Sie gemacht, beobachtet und eingeschätzt haben, so dokumentieren, dass Ihre Kolleginnen und Kollegen wissen, was sich ereignet hat. Daher müssen Sie über einen großen und geeigneten Wortschatz verfügen, um das Alltägliche zu beschreiben, was Sie beobachten und einschätzen. Und Sie wissen ja: Auch die Prüfer vom MDK schauen Ihnen sozusagen über die Schulter bei der Dokumentation.

Machen Sie doch mal einen einfachen Test: Lesen Sie sich durch, was Sie in der vergangenen Woche in eine Ihrer Dokumentationen geschrieben haben. Verstehen Sie heute noch, was Sie meinten? Nehmen wir einmal an, Sie schrieben vor einer Woche: »Frau P. hat beim Singkreis die ganze Zeit geweint.« Aber eigentlich war es anders. Sie wissen noch, dass Frau P. erst bei einem bestimmten Lied begann zu weinen. Genau das hätten Sie einfach schreiben müssen: »Frau P. begann bei dem Lied ›Vor meinem Vaterhaus‹ zu weinen. Ich fragte sie, warum das Lied sie traurig mache. Sie sagte, dass ihre Mutter das Lied immer gesungen habe und sie deshalb traurig werde, wenn sie es hört. Mit Frau P. besprochen, dass wir das Lied künftig seltener singen bzw. mit ihr vorab besprechen, ob wir es überhaupt singen.«

Hier haben Sie bereits DI-ABBA umgesetzt:

Angebot: Singkreis.

Beobachtung: Frau P. beginnt beim Lied »Vor meinem Vaterhaus« zu weinen.

Bewertung: Frau P. ist traurig. Auf Nachfrage erklärt sie, dass ihre Mutter dieses Lied immer gesungen habe. Die Erinnerung daran stimmt sie traurig.

Aktion: Künftig auf das Lied »Vor meinem Vaterhaus« verzichten, wenn Frau P. am Singkreis teilnimmt.

Jetzt können auch Ihre Kollegen entsprechend reagieren, statt vielleicht auf die Idee zu kommen, dass Frau P. prinzipiell nicht gern singt und nicht gerne am Singkreis teilnimmt!

Wichtig – Ihre Aufgabe: Beobachtetes dokumentieren

In der Dokumentation muss es Ihnen gelingen, konkret zu beschreiben, was Sie beobachtet haben, was gesagt/getan wurde und welche Erkenntnisse Sie daraus ableiten. Jeder andere, der Ihre Dokumentation liest, muss eindeutig erkennen können, was Sie gemeint haben.

2.2.3 Kreativität: Setzen Sie immer wieder neue Impulse

Kreativität ist eine weitere wichtige Kompetenz für Sie als Betreuungskraft. Schließlich müssen Sie immer wieder neue Angebote planen, sich an den (wechselnden) Bedürfnissen und Fähigkeiten Ihrer Klienten orientieren. Sie müssen individuell fördern und ein wenig fordern. Sie sollen nicht langweilen, sondern flexibel auf unterschiedliche Tagesformen und Stimmungen reagieren.

Hinzu kommt natürlich, dass Ihnen die Einrichtung, in der Sie arbeiten, Möglichkeiten und Grenzen setzt. Das sind etwa räumliche Gegebenheiten oder Materialausstattungen. Und manchmal geht der schönste Plan nicht auf, weil das Wetter bei einem geplanten Ausflug nicht mitspielt oder ein Ehrenamtlicher zu einem fest vereinbarten Termin überraschend nicht erscheint.

Kurz gesagt, kreativ in der Betreuung zu sein, heißt, dass Sie in ungeplanten Situationen oder bei überraschenden Reaktionen Ihrer Kunden entsprechend flexibel reagieren. Schließlich müssen Sie gerade bei Gruppenangeboten vielen unterschiedlichen Bewohnern mit ihren Bedürfnissen und Fähigkeiten gerecht werden.

Beispiel – Bettlaken statt Schwungtuch

Am Montagmorgen entdecken Sie bei der Bewegungsrunde, dass das Schwungtuch defekt ist. Kurzerhand nehmen Sie stattdessen ein Bettlaken, und plötzlich beteiligt sich auch Herr W. an den Übungen. Als Sie ihn fragen, warum er heute mitmacht, sagt er: »Das erinnert mich daran, wie ich mit meiner Frau die Wäsche zusammenlegte. Das hat mich einfach gefreut.«

Deshalb dokumentieren Sie anschließend:

Angebot: Bewegungsrunde. Bettlaken statt Schwungtuch (war defekt) genommen.

Beobachtung: Herr W. beteiligt sich zum ersten Mal an den Übungen.

Bewertung: Herr W. sagt, es mache ihm Spaß, weil er sich daran erinnert, wie er mit seiner Frau die Wäsche zusammenlegte.

Aktion: Künftig mal zwischen Schwungtuch und Bettlaken wechseln, vor allem, damit auch Herr W. mitmacht.

So können auch Ihre Kolleginnen und Kollegen künftig auf Herrn W. eingehen und ihm Freude und damit Wohlbefinden schenken.

Wichtig – Ihre Aufgabe: Stets flexibel reagieren

Seien Sie flexibel und nutzen Sie die Ressourcen, die Ihnen zur Verfügung stehen. Dazu sind Ihr kreativer Blick und Ihre Fähigkeit zu erkennen, wie das Beste aus der Situation gemacht werden kann, gefragt. Den größten Einfluss auf Ihr Programm haben die Menschen, die Sie betreuen: Kein Mensch hat jeden Tag die gleiche Tagesform und darin liegt die große Herausforderung. Sie müssen jeden Tag die Tagesform Ihrer Bewohner berücksichtigen.

3 DOKUMENTATION – DIE GRUNDLAGEN

Unter Dokumentation wird z. B. eine strukturierte Sammlung von Belegen verstanden, die die Entwicklung eines Prozesses darstellt. Eine Dokumentation …

- kann in Bild, Ton und Schrift erfolgen,
- dient als Nachweis, Beweis und als Beispiel,
- besitzt einen informativen und aufklärenden Charakter,
- ist ein Instrument zur Qualitätssicherung. Dabei werden Inhalte genutzt und ausgewertet, um den Prozess darzustellen.

Am bekanntesten ist Ihnen sicherlich die Pflegedokumentation, die u. a. als Leistungsnachweis abbildet, wie sich der gesamte Pflegeprozess eines Pflegebedürftigen darstellt. Doch auch Ihr Tätigkeitsfeld, die Soziale Betreuung, muss in einer Dokumentation belegbar und nachvollziehbar dargestellt werden.

3.1 Anforderungen an die Dokumentation

Eine Dokumentation ist ein rechtlich wichtiges Dokument und folgt bestimmten Grundsätzen: »Neben der **Wahrheit** muss das Dokument auch Klarheit schaffen. Das bedeutet zum einen, die Eintragung muss eindeutig und nachvollziehbar sein, wobei sich ›nachvollziehbar‹ mit ›logisch‹ übersetzen lässt. Zum anderen muss das Handzeichen eindeutig einer bestimmten Person zuzuordnen zu sein.

Echtheit heißt, dass jeder für sich selbst einträgt und man nichts für andere abzeichnet. Dabei bedeutet Echtheit auch, dass Eintragungen weder mit Bleistift noch mit Füller vorgenommen werden dürfen. Auch die Benutzung von Tipp-Ex ist verboten.

Keine Streichung heißt zum einen keine Striche, z. B. für erbrachte Leistungen. Diese Strichlisten sind sehr verbreitet, aber unzulässig. (…) Wenn Sie einen Rechtschreibfehler korrigieren wollen, so können Sie das entsprechende Wort mit einem sauberen Strich als ungültig deklarieren. Sofern das darunter Geschriebene noch lesbar ist, ist diese Streichung zulässig.

Lesbar bedeutet, dass das Geschriebene immer lesbar bleiben muss. Sie müssen Ihre Handschrift also soweit bessern, dass es stets sauber und lesbar ist.«[6]

Sie dokumentieren nicht nur für Ihre Kollegen, sondern auch für den MDK, denn der prüft nicht nur die Leistungen der Pflege, sondern auch die der Betreuung – also Ihre Arbeit. Und das tut er regelmäßig: »Die Regelprüfung bezieht sich insbesondere auf wesentliche Aspekte des Pflegezustandes und die Wirksamkeit der Pflege- und Betreuungsmaßnahmen.«[7]

Fazit

Auch an die Soziale Betreuung werden gesetzliche Ansprüche gestellt: Sie müssen nicht nur eine Leistung erbringen, sondern auch deren Wirksamkeit nachweisen – und das nachvollziehbar mittels der Dokumentation.

3.2 Dokumentation der Sozialen Betreuung

In den Qualitätsprüfungs-Richtlinien[8] wird genau nachgefragt, wenn es um die Betreuung geht. Sie sollten sich gelegentlich einmal durchlesen, was dort gefordert wird. Sie sind zwar nicht dafür verantwortlich, dass alle Anforderungen erfüllt werden – das ist Aufgabe Ihrer Einrichtung –, aber Sie tragen als Betreuungskraft auch eine gewisse Verantwortung dafür, dass Ihre Angebote mit den gesetzlichen Vorgaben konform gehen, denn gerade die ersten Qualitätsprüfungs-Richtlinien (QPR 8.1–8.3) sind sehr wichtig für Ihre tägliche Arbeit.

---

6 König, J. (2014). Dokumentationswahnsinn in der Pflege – es geht auch anders. Hannover, Schlütersche: S. 9

7 MDS & GKV Spitzenverband (2017). Richtlinien des GKV-Spitzenverbandes über die Prüfung der in Pflegeeinrichtungen erbrachten Leistungen und deren Qualität nach § 114 SGB XI (Qualitätsprüfungs-Richtlinien – QPR) vom 27. September 2017
Gültig ab 1. Januar 2018: Qualitätsprüfungs-Richtlinien Teil 2: stationäre Pflege mit Anlagen (Stand: 27.11.2017), S. 11 Im Internet: https://www.mds-ev.de/richtlinien-publikationen/pflegeversicherung/qualitaetspruefungen-rechtliche-grundlagen.html [Zugriff am 25.01.2018]

8 Ebd.

Hier ein Auszug aus den Qualitätsprüfungs-Richtlinien (QPR):

»**8. Betreuung**

8.1 Werden Leistungen der Betreuung angeboten?
   a. Werden im Rahmen der Betreuung Gruppenangebote gemacht?
   b. Werden im Rahmen der Betreuung Angebote für Bewohner gemacht, die nicht an Gruppenangeboten teilnehmen können?
   c. Gibt es Aktivitäten zur Kontaktaufnahme/Kontaktpflege mit dem örtlichen Gemeinwesen?
   d. Gibt es Maßnahmen zur Förderung der Kontaktpflege zu den Angehörigen?

8.2 Werden diese Angebote den Bewohnern in geeigneter Weise zur Kenntnis gebracht?

8.3 Sind die Angebote der Betreuung auf die Bewohnergruppen und deren Bedürfnisse ausgerichtet?«

Die weiteren Anforderungen des Medizinischen Dienstes des Spitzenverbandes Bund der Krankenkassen (MDS) befassen sich mit den strukturellen Voraussetzungen in den Einrichtungen der Altenhilfe:

»8.4 Wird die Betreuung durch festangestellte Mitarbeiter koordiniert?

8.5 Besitzt der für die Betreuung der gerontopsychiatrisch beeinträchtigten Bewohner zuständige Mitarbeiter spezielle Kenntnisse (Fort- und/oder Weiterbildung)?

8.6 In welchem Stellenumfang sind in der stationären Pflegeeinrichtung Mitarbeiter für die Betreuung beschäftigt (ohne zusätzliche Betreuungskräfte nach § 85 Abs. 8 SGB XI)

8.7 Hat die stationäre Pflegeeinrichtung auf der Grundlage des § 84 Abs. 8 i.V.m. § 85 Abs. 8 SGB XI Vergütungszuschläge für zusätzliche Betreuungskräfte vereinbart?

8.8 Sind die gesetzlichen und vertraglichen Anforderungen an zusätzliche Betreuungskräfte nach § 85 Abs. 8 SGB XI im Hinblick auf die Beschäftigung, Qualifikation und Aufgabenwahrnehmung erfüllt?
   a. Sind die Stellen der zusätzlichen Betreuungskräfte im vereinbarten Umfang besetzt?
   b. Verfügen die eingesetzten zusätzlichen Betreuungskräfte über die erforderliche Qualifikation gemäß § 4 der Betreuungskräfte-RL?
   c. Haben alle eingesetzten zusätzlichen Betreuungskräfte im vergangenen Jahr nach § 4 Abs. 4 der Betreuungskräfte-RL an Fortbildungs-

maßnahmen im Umfang von insgesamt mindestens 16 Unterrichtsstunden teilgenommen?

d. Ist gewährleistet, dass zusätzliche Betreuungskräfte gemäß § 2 der Betreuungskräfte-RL nicht regelmäßig körperbezogene Maßnahmen, Maßnahmen der medizinischen Behandlungspflege oder hauswirtschaftliche Tätigkeiten durchführen?«

Wichtig sind also Tages-, Wochen und Veranstaltungspläne sowie Teilnehmerlisten und auch die Maßnahmen zur Einzelbetreuung für jene Menschen, die nicht an Gruppenangeboten teilnehmen (vgl. QPR 8.1. b). Diese stets routinemäßigen und wiederkehrenden Abläufe müssen Sie nur einmal nachvollziehbar darstellen. Ansonsten konzentrieren Sie sich auf Abweichungen vom Plan und auf außergewöhnliche Ereignisse.

Außergewöhnliche Ereignisse sollten Sie immer dokumentieren, da diese wichtig sind, um bei der Evaluation entsprechende Maßnahmen zu besprechen und gegebenenfalls zu ändern.

Beispiel – Frau M. schlägt

Sie haben gesehen, wie die Bewohnerin Frau M. nach einer anderen Bewohnerin geschlagen hat, weil ihr diese bei einem kreativen Angebot die Stifte nicht abgegeben hat.

Sie wissen, Frau M. hat nach einer anderen Bewohnerin geschlagen. Also müssen die anderen Gruppenteilnehmer geschützt werden. Gleichzeitig zeigt das Verhalten von Frau M., dass sie sich durch das Verhalten der anderen Bewohnerin wohl gegängelt und verletzt fühlte. Diese Situation wird für sie unangenehm und belastend gewesen sein. Das gilt gleichermaßen für die Teilnehmerin, die von ihr angegriffen wurde.

Es stellt sich die Frage, wie wird professionell auf das Verhalten von Frau M. reagiert?

Würden Sie DI-ABBA verwenden, so stünde in der Dokumentation:

Angebot: Kreativangebot »Malen mit Buntstiften«

Beobachtung: Frau M. hat nach einer anderen Bewohnerin geschlagen.

Bewertung: Frau M. hat sich von der anderen Bewohnerin schlecht behandelt gefühlt und reagierte darauf, indem sie nach ihr schlug.

Aktion: Beim nächsten Angebot wird Frau M. direkt neben einer Betreuungskraft und mit einem Abstand zu anderen Bewohnern sitzen, damit die Betreuungskraft direkt auf die Bedürfnisse von Frau M. reagieren und ggf. deeskalieren kann. Das Verhalten von Frau M wird beobachtet.

Bitte achten Sie darauf, dass Sie in Ihrer Dokumentation keine Begriffe wie z. B. »böse«, »lieb«, »gut/schlecht« verwenden. Das Motto lautet: Beschreibung von Tatsachen statt einer Umschreibung von Begebenheiten und persönlichen Wertungen.

Beispiele unangemessener Zuschreibungen:
»›**Boshaft** als Umschreibung einer Begebenheit
Wie verhält sich ein Mensch, wenn er böse ist? Finden Sie selbst diesen Begriff eindeutig? Statt der Umschreibung ›Herr M. war heute sehr böse sollte der genaue Hergang beschrieben werden. Also z. B.: ›Herr M. schlug mit dem Stock nach mir‹, ›Herr M. hat mich angespuckt‹ oder ›Herr M. schrie mich an‹. Diese Sätze stellen objektiv die Tatsachen dar.

›**Verwirrt**‹ als Umschreibung einer Begebenheit
Wie ist ein Mensch, wenn er verwirrt ist? Macht er Unfug, läuft in die falsche Richtung oder belästigt andere? Urteilen Sie selbst anhand des unten stehenden Beispiels: ›Frau M. ist heute sehr verwirrt‹ lässt keine Rückschlüsse auf den Aufwand oder den Gehalt der Aussage zu. ›Frau M. steckte ihre Zahnprothese in den Blumentopf‹ oder ›Frau M. fragte mich innerhalb weniger Minuten zehnmal, wie ich heiße‹. Diese Eintragungen sind im Gegensatz zu der oben genannten Bemerkung sehr aussagekräftig.

›**Desorientiert**‹ als Umschreibung einer Begebenheit
Wie und auf welche Art wirkt ein Mensch desorientiert? Wenn eine Begebenheit schlicht mit ›desorientiert‹ abgetan wird, wo ist der Sinn einer solchen Eintragung? Was soll hier transparent gemacht werden? Ist eine solche Eintragung überhaupt relevant? Wenn ja, für wen? Deutlich zum Ausdruck der Situation und der Handlung dienen Eintragungen wie z. B.: ›Herr L.

sprach mich als Mutter an‹, ›Herr L. dachte, es sei mitten in der Nacht‹ oder ›Herr L. sagt, er müsse jetzt zur Schule‹.

Wer nun glaubt, Eintragungen solcher Art benötigen mehr Zeit, die natürlich niemandem zur Verfügung steht, hat nur sehr bedingt Recht. Zählen Sie die Worte ›Herr L. ist heute wieder sehr desorientiert‹ und vergleichen Sie diese mit der Anzahl der Worte in den Beispielsätzen. Sie kommen zu dem Ergebnis, dass es kaum einen Unterschied gibt.«[9]

3.2.1 Dokumentation der Betreuung von demenziell veränderten Menschen

Bei diesem Personenkreis sind Sie – je nach Krankheitsverlauf – auf Ihre eigene Einschätzung angewiesen, da die Betroffenen sich häufig nicht mehr verbal äußern können. Schauen wir jedoch auch hier einmal in die Qualitätsprüfungs-Richtlinie. Denn sie liefert uns wichtige Anhaltspunkte, auf die zu achten sind:

»14.6 Wird das Wohlbefinden von Bewohnern mit Demenz im Pflegealltag beobachtet und dokumentiert und werden daraus ggf. Verbesserungsmaßnahmen abgeleitet?
Ausfüllanleitung zu 14.6: Bei Bewohnern mit Demenz sind Äußerungen des Wohlbefindens zu beobachten, auch wenn diese nicht verbal erfolgen, z. B. anhand der Mimik, Körperhaltung oder sonstigem Verhalten. Diese Frage ist mit ›ja‹ zu beantworten, wenn aus der Pflegedokumentation erkennbar ist, dass das Wohlbefinden im Zusammenhang mit der Pflege und Betreuung beobachtet wird. Bei beobachteten Äußerungen des Unwohlseins werden im Rahmen der Einwirkungsmöglichkeiten der stationären Pflegeeinrichtung Maßnahmen eingeleitet. Sofern möglich, können die Bewohner dazu befragt werden. Sofern in der Pflegedokumentation keine aussagekräftigen Informationen enthalten sind, kann die Erfüllung des Kriteriums durch eine schlüssige Darlegung der Mitarbeiter nachgewiesen werden. Eine schlüssige Darlegung erfordert den konkreten Bezug zu

9 König, J. (2014). Der MDK – Mit dem Gutachter eine Sprache sprechen. 8. Auflage. Hannover: Schlütersche, S. 342 ff.

der jeweiligen Person. Für die Einschätzung des Wohlbefindens können auch systematische Beobachtungsinstrumente wie z. B. Heidelberger Instrument zur Lebensqualität Demenzkranker (H.I.L.DE.) oder Dementia Care Mapping (DCM) genutzt werden.«[10]

Die beiden oben genannten Beobachtungsinstrumente haben sich in der Praxis bewährt. Sie sind aber recht vielschichtig, zeitintensiv und müssten zunächst erlernt werden. DI-ABBA dagegen können Sie sofort umsetzen.

Tipp

Das Dokumentationsinstrument DI-ABBA hilft Ihnen gerade hier weiter. Es nimmt auf demenziell veränderte Menschen besondere Rücksicht, weil es nicht rein auf die verbalen Rückmeldungen der Betroffenen fokussiert ist. Vielmehr spielen Ihre Beobachtungen als Betreuungskraft und Ihre Deutung dieser mindestens eine ebenso große Rolle. Gerade demenziell veränderte Bewohner, die sich nicht mehr sprachlich eindeutig äußern können, profitieren davon.

3.3 Dokumentation – mehr als ein Beweismittel

Wenn Sie die Dokumentation lediglich als Nachweis Ihrer Tätigkeit nutzen, zeigen Sie damit zwar Ihre Leistung als Betreuungskraft, aber die Ergebnisqualität wird so nicht berücksichtigt. Vielleicht können MDK-Prüfer noch die Qualität Ihres Angebots erfassen, aber sie werden nicht erkennen können, ob Ihr Angebot die Lebensqualität der Bewohner tatsächlich verbessert hat.

Wenn jedoch die Lebensqualität nicht im Fokus Ihrer Dokumentation steht, verfehlen Sie das eigentliche Ziel Ihrer Betreuung: Sie planen zwar Angebote, die möglichst reibungslos in den Pflegealltag passen, aber von Lebensqualität, den individuellen Bedürfnissen der Bewohner ist nichts zu merken.

---

10 Vgl. MDS & GKV 2017

Fazit

Eine reine Beweismittel-Dokumentation führt leider oft zu »Masse statt Klasse«. Sie mag rechtlich ausreichend sein, den Zielen einer wirklichen Sozialen Betreuung kann sie nicht genügen.

Die Dokumentation wird allerdings auch nie den Status eines Beweismittels verlieren. Durch die Änderungen in der Gesetzgebung im Jahr 2017 (Einführung des Strukturmodells und der entbürokratisierten Pflegedokumentation) gibt es sogar neue Prinzipien im Umgang mit der Dokumentation. Zum einen wird jetzt vom »Immer-So-Prinzip« gesprochen und zum anderen von der »Beweislastumkehr«.

- Beim **»Immer-So-Prinzip«** gilt die Maßnahmenplanung als Dokument zum Nachweis für die erbrachte Leistung. Anhand des Maßnahmenplans wird gearbeitet und man geht davon aus, dass immer so gearbeitet wird, **sofern nicht eine Änderung dokumentiert wird**.
- Dies führt dann zur Vorgabe, dass nur noch dokumentiert werden muss, welche Abweichungen es bei der Umsetzung des Maßnahmenplans gegeben hat. Diese Erkenntnisse sollen dann wieder in die Evaluation einfließen, um die Pflege- und Betreuungsqualität zu verbessern.
- Die Beweislastumkehr ist ein Rechtsbegriff aus dem Bürgerlichen Gesetzbuch. Schickt z. B. ein Käufer das gekaufte Produkt zum Verkäufer zurück, weil es einen Defekt aufweist, muss der Käufer nicht beweisen, dass das Produkt schon kaputt war, als er es kaufte. Die Beweislast liegt beim Verkäufer. Er muss beweisen, dass das Produkt ohne einen Fehler versendet wurde.
- Diese Umkehr der Beweislast liegt nun auch bei der Pflege vor, genauer bei der sogenannten Grundpflege. Früher galt »Nur was dokumentiert wird, gilt als gemacht«, daher musste jede Maßnahme dokumentiert werden. Ohne einen Nachweis in der Dokumentation galt eine Pflegemaßnahme als nicht erbracht. Nun gilt, dass den Pflegenden bzw. der Pflegeeinrichtung nachgewiesen werden muss, dass sie eine bestimme Leistung nicht erbracht hat.

Die gleichen Vorgaben gelten auch für die Soziale Betreuung:

- Die Angebotsplanung gilt als Nachweis. Deshalb müssen Sie jedes Angebot im Maßnahmenplan des betreffenden Pflegekunden genau erfassen.
- Außerdem müssen Sie Abweichungen bei den Angeboten der Sozialen Betreuung dokumentieren.

3.4 Basis der Dokumentation: Pflegesysteme

Eines der ersten Pflegesysteme entwickelte Liliane Juchli, die die Pflege nach den Aktivitäten des täglichen Lebens (ATL)[11] strukturierte. Aufbauend auf diesem System entwickelte Monika Krohwinkel Mitte der 1980er-Jahre eine systematische Pflege für Personen nach einem Schlaganfall. Diesen systemischen Aufbau von ATL bzw. nach Krohwinkel A(B)EDL® (Aktivitäten und existenzielle Erfahrungen des Lebens nach Krohwinkel) kann man für die deutsche Pflegelandschaft als prägend bezeichnen. Ohne Systeme ist keine sinnvolle Pflegeplanung möglich. Gleichzeitig muss bei jedem System auch immer hinterfragt werden, wie viel Dokumentation sinnvoll und notwendig ist:

- Was macht den Unterscheid zwischen einem sozial und einem körperlich orientierten Pflegeprozess aus?
- Wo gibt es Schnittstellen und welche Probleme sind diesbezüglich vorhanden?

Diese Fragen sind wichtig und Grundvoraussetzung für die Weiter- und Neuentwicklung von Dokumentationssystemen. Ein solches neues System ist das sogenannte Strukturmodell zur Entbürokratisierung der Pflegedokumentation. Dessen Basis, bzw. ein Element davon, ist die frisch eingeführte Strukturierte Informationssammlung®, kurz SIS® genannt. Ferner erfolgt eine Neueinstufung der Pflegebedürftigkeit mittels des neuen Begutachtungsinstruments (NBI). Das NBI liefert dabei den Grad der Selbstständigkeit in sechs Lebensbereichen zum Zweck der Einstufung in einen Pflegegrad. Die SIS® bietet darüber hinaus gehende individuelle Informationen.

---

11 Wieteck P & Velleuer H.(2001). Pflegeprobleme formulieren – Pflegemaßnahmen planen Leitfaden zur Dokumentation pflegerischer Interventionen. 7. Auflage. Bad Emstal: Recom, S. 2

Die Auseinandersetzung mit den unterschiedlichen Pflegesystemen ist wichtig, um das Menschenbild und den Fokus der unterschiedlichen Systeme zu verstehen.

3.4.1 »Aktivitäten (und Beziehungen) und existenzielle Erfahrungen des Lebens«[12]

Die »Aktivitäten (und Beziehungen) und existenziellen Erfahrungen des Lebens« (AEDL bzw. ABEDL®) bzw. die »Aktivitäten des täglichen Lebens« (ATL) bildeten lange Jahre die bekanntesten Grundlage für die Dokumentation in der Pflege (und Betreuung). Bei den AEDL/A(B)EDL® von Monika Krohwinkel sind diese 13 Punkte Inhalt ihres Strukturierungsmodells:

1. Kommunizieren
2. Sich bewegen
3. Vitale Funktionen des Lebens aufrecht erhalten
4. Sich pflegen
5. Essen und trinken
6. Ausscheiden
7. Sich kleiden
8. Ruhen und schlafen
9. Sich beschäftigen, lernen und sich entwickeln
10. Sich als Mann oder Frau fühlen und verhalten
11. Für eine sichere und fördernde Umgebung sorgen
12. Soziale Bereiche des Lebens sichern und gestalten
13. Mit existenziellen Erfahrungen des Lebens umgehen

Für Sie als Betreuungskraft ist Punkt 9 »Sich beschäftigen, lernen und entwickeln« einer der wichtigsten Punkte der AEDL, aber auch andere Punkte werden in der Sozialen Betreuung zum Teil berücksichtigt.

Eine weitere Basis der Pflegedokumentation bildet auch die Struktur der ATL von Juliane Juchli, die sich an den »Aktivitäten des täglichen Lebens« orientiert:

---

[12] Krohwinkel M. (2007). Rehabilitierende Prozesspflege am Beispiel von Apoplexiekranken – Fördernde Prozesspflege als System. 2. überarbeitete und ergänzte Auflage. Bern: Huber, S. 32–36

1. Ruhen und Schlafen
2. Sich bewegen
3. Sich waschen und kleiden
4. Essen und trinken
5. Ausscheidung
6. Regulierung der Körpertemperatur
7. Atmen
8. Für Sicherheit sorgen
9. Sich beschäftigen
10. Kommunizieren
11. Sinn finden
12. Sich als Mann oder Frau fühlen

Auch aus den ATL können Sie viele Vorgaben und Themen für die Betreuung ableiten. AEDL-, ABEDL®- oder ATL-Systeme bieten eine große Stütze bei der Betrachtung des Bewohners und sind auch eine Hilfe bei der Evaluation. Sie ermöglichen einen ganzheitlichen Blick auf den Pflegebedürftigen.

3.4.2 Das Strukturmodell mit der SIS®

Neu ist seit 2017 das Strukturmodell, das Sie auch sehr gut für die Arbeit und Dokumentation der Sozialen Betreuung nutzen können.[13] Das Strukturmodell besteht aus vier Elementen, die sich am vierstufigen Pflegeprozess (WHO-Modell) orientieren:

1. Strukturierte Informationssammlung (SIS®)
2. Maßnahmenplan
3. Berichteblatt
4. Evaluation

[13] Arbeitsgruppe technischer Implementierungsleitfaden, FINSOZ e.V., Projektbüro Ein-STEP und DVMD e.V. (2017). Anforderungsprofil für die Abbildung des Strukturmodells in Dokumentationssystemen (Version 1.4) Im Internet: www.ein-step.de, S. 9 [Zugriff am 23.10.2017]

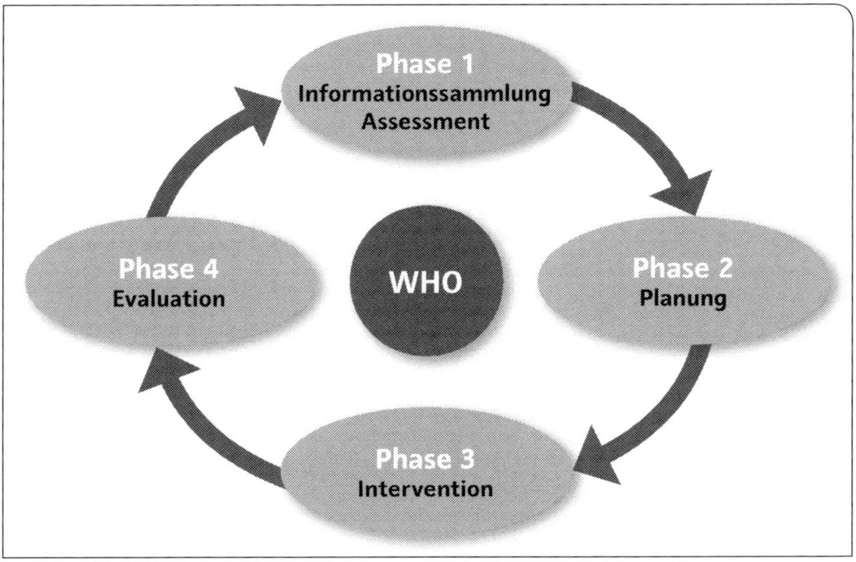

Abb. 1: 4-Phasen-Modell der WHO (Zit. na. http://sabinehindrichs.vpweb.de/dokumentation-strukturmodell)

Die Strukturierte Informationssammlung® (SIS®) ist Teil des Strukturmodells. Interessant ist hier der Ansatz/Blick, wie auf den zu pflegenden Menschen geschaut wird.

Die A(B)EDL® sind als Beschreibungsmodell ein Pflegesystem mit einer sogenannten Defizitorientierung. Der Blick auf den Menschen fokussiert dabei seine Einschränkungen, die ausgeglichen werden müssen. Auf diese Weise wird der Hilfebedarf ermittelt.

In der SIS® werden hingegen die wesentlichen, den gesamten Pflegeprozess leitenden, Informationen über die pflegebedürftige Person übersichtlich in sechs Themenfeldern knapp erfasst. Die SIS® hat im Gegensatz zu den A(B)EDL® einen personzentrierten Ansatz, der zuerst die Eigeneinschätzung der pflegebedürftigen Person berücksichtigt. Dann folgt die Einschätzung der Pflegekraft anhand von sechs Themenfeldern. Der Fokus liegt dabei nicht auf den Defiziten, sondern auf den Möglichkeiten und Ressourcen, die der Betroffene bietet. Die Stärkung der Selbstständigkeit der Pflegebedürftigen steht im Vordergrund.

Die Themenfelder der SIS sind:
1. Kognitive und kommunikative Fähigkeiten
2. Mobilität und Beweglichkeit
3. Krankheitsbezogene Anforderungen und Belastungen
4. Selbstversorgung
5. Leben in sozialen Beziehungen
6. Haushaltsführung

Diese Themenfelder korrespondieren in großem Maß mit den Modulen des neuen Begutachtungsinstruments (NBI) (siehe Kap. 3.5).

3.5 Begutachtungsinstrument (NBI)

Zwar wurde das Begutachtungsinstrument in erster Linie zur Feststellung der Pflegebedürftigkeit entwickelt. Es leistet aber auch in der Sozialen Betreuung sehr gute Dienste: Im Fokus stehen nämlich auch hier die Selbstständigkeit und die Ressourcen des Pflegebedürftigen. In den einzelnen Modulen des Begutachtungsinstrumentes finden sich wichtige Kriterien, die Sie bei Ihrer Arbeit und der anschließenden Dokumentation verwenden können.
Die Module sind:
1. Mobilität
2. Kognitive und kommunikative Fähigkeiten
3. Verhaltensweisen und psychische Problemlagen
4. Selbstversorgung
5. Bewältigung von und selbstständiger Umgang mit krankheits- oder therapiebedingten Anforderungen und Belastungen
6. Gestaltung des Alltagslebens und sozialer Kontakte
7. /8. (Außerhäusliche Aktivitäten und Haushaltsführung)

Hinweis

Im Kern geht es bei der Arbeit mit dem Begutachtungsinstrument um die Frage: Welche (personellen) Ressourcen und Angebote brauchen Sie, damit alle Bewohner genau die Betreuung erhalten, die sie benötigen?*

* Jurgschat-Geer, H. (2017). Das NBI nutzen, um Angebote zu gestalten. In: Aktivieren 5.2017. Hannover: Vincentz, S. 26 ff.

3.6 Wer dokumentiert was?

In der Pflege dürfen examinierte Pflegefachkräfte und Pflegekräfte sowie Hilfskräfte Angaben zur Grundpflege dokumentieren. Nur die examinierten Pflege(fach)kräfte dürfen Prozesse der Behandlungspflege dokumentieren. Die Dokumentation der Behandlungspflege hat eine andere rechtliche Grundlage als die Dokumentation der Grundpflege oder die der zusätzlichen Betreuung.

Betreuungskräfte dokumentieren ihre Angebotsgestaltung und Erkenntnisse, die sie aus dem Befinden der Bewohner ableiten können.

Hinweis

Da im Maßnahmenplan die Angebote der Betreuung genau beschrieben und geplant werden, sollten Sie die Betreuung gemeinsam mit den Pflegekräften planen und im laufenden Prozess evaluieren.

Dabei bietet die Dokumentation nach der SIS® mit der Maßnahmenplanung den Vorteil, dass das Verständnis zwischen Pflege und Betreuung als interdisziplinäres Team gefördert wird.

3.7 Dokumentation der Sozialen Betreuung – Kriterien

Bekommt ein Pflegekunde von einer Pflegekraft die Haare gekämmt, dann kann direkt eine sichtbare Veränderung wahrgenommen werden. Misst eine Pflegekraft den Blutdruck, dann ermittelt sie einen Wert, der sich in Zahlen erfassen lässt. Das Gleiche gilt beim Messen des Zuckergehalts im Blut. Die Pflegekräfte haben gelernt, wann der Wert als zu hoch oder zu niedrig eingeschätzt wird und werden auf die gemessenen Werte adäquat reagieren. Eindeutig ist geklärt, dass bestimmte Pflegediagnosen einen bestimmten Behandlungsprozess zur Folge haben: Ist der Blutzuckerspiegel also zu hoch, wird eine entsprechende Menge an Insulin verabreicht. Zu diesem Prozess gehört abschließend auch die entsprechende Dokumentation der Pflegeleistungen.

Es gibt in der Pflege sehr viele Werte, die »objektiv messbar« sind. Daher gehen sehr viele Pflegeeinrichtungen davon aus, dass nur Messbares und Belegbares dokumentiert werden kann.

Manchmal ist es aber schwierig, Erkenntnisse so genau zu beschreiben, dass diese Informationen verwertbar sind. Dies gilt z. B. bei der Wunddokumentation. Aus diesem Grund werden Wunden in der Pflegedokumentation fotografiert. Zusätzlich wird u. U. auch die Größe der Wunde gemessen.

Noch schwieriger wird es bei der Dokumentation von Betreuungsleistungen. Wenn wir davon ausgehen, dass die Betreuung die Lebensqualität, also das Wohlbefinden, der Bewohner verbessern soll, dann muss es genau dafür bestimmte Kriterien geben, die Sie bei Ihrer Dokumentation unterstützen.

Primär stellt sich die Frage, wie das Wohlbefinden und die Lebensqualität der Pflegebedürftigen erfasst werden können – sofern sich die Betroffenen nicht mehr selbst dazu äußern können? Erst, wenn dies quasi »messbar« gemacht wird, können Aussagen dazu getroffen und dokumentiert werden.

Achtung

Das Problem für Sie als Betreuungskraft, die Sie zusätzliche Betreuung und Aktivierungen anbieten, zeigt sich hier ganz deutlich: Wie zeigen und dokumentieren Sie die Wirksamkeit und das Ergebnis Ihrer Arbeit?

3.7.1 Erfassung von Lebensqualität: DCM & H.I.L.DE.

Die Dokumentation des Befindens ist eine Herausforderung für die Betreuungskräfte. Eine Herausforderung, die Sie meistern müssen. Gleichzeitig stellt sich die Frage, wie genau ein Befinden beschrieben werden muss. »So genau wie möglich« lautet die Antwort, aber jede Dokumentation ist auch ein Aufwand und darum ist es auch immer wichtig »Nutzen und Aufwand« in ein Verhältnis zu setzen.

Aus diesem Grund sollten Sie die Dokumentation möglichst knapp und effektiv halten. Folgende Gesichtspunkte sollten enthalten sein:

1. Ist der Bewohner zufrieden oder unzufrieden?
2. Wie ist sein Befinden im Verhältnis zum Betreuungsangebot?
3. Lässt sich sein Befinden mit einer bestimmten Änderung des Angebots verbessern?

Tragfähig wird die Dokumentation, wenn sie plausibel ist und das Verhalten des Bewohners und Ihre Einschätzung stimmig sind. Das Gleiche trifft auch auf Ihr Verhalten als Betreuungskraft zu. Ihre Reaktionen müssen logisch nachvollziehbar sein.

Für die Pflege und Betreuung von Menschen mit Demenz gibt es einige Verfahren, die es sich zur Aufgabe gemacht haben, die Lebensqualität des Bewohners zu erfassen. Die bekanntesten sind H.I.L.DE. (Heidelberger Instrument zur Erfassung der Lebensqualität Demenzkranker) und DCM (Dementia Care Mapping), die auch in den Vorgaben des MDK erwähnt werden.

»Das **Dementia Care Mapping (DCM)** ist ein Beobachtungsverfahren, das speziell für Menschen mit Demenz entwickelt wurde, bei denen Zufriedenheitsbefragungen nicht oder nur bedingt möglich sind. Mit Hilfe des DCMs ist es möglich, die Perspektive und das Wohlbefinden dieser Klienten einzuschätzen. So kann mit dem DCM gemessen werden, inwiefern sich bestimmte Maßnahmen – wie zum Beispiel die Arbeit mit Tieren, Musik oder kochen – auf die Klienten auswirken, ob sie ihnen gut tun oder eher kontraproduktiv sind. Gleichzeitig kann das DCM auch dann eingesetzt werden, wenn die Mitarbeiter das Gefühl haben, dass ein bestimmter Klient mehr und mehr abbaut, sich in sich zurückzieht oder vielleicht unter starken Aggressionen leidet. Die Ergebnisse der Beobachtungen können dabei helfen, die Gründe für das veränderte Verhalten herauszufinden und die Pflege, Förderung und Begleitung für diesen Menschen verbessern.«[14]

»Eine unserer wichtigsten Innovationen war eine Methode zur Evaluation der Pflegequalität in formellen Settings, die wir Dementia Care Mapping

---

14 https://www.kda.de/antwort/items/faq-dementia-care-mapping.html [Zugriff am 30.10.2017]

(DCM) nannten. Es beruht unter der Anwendung einer Kombination von Empathie und Beobachtungsgabe auf dem ernsthaften Versuch, den Standpunkt der dementen Person einzunehmen.«[15]

Beim DCM wird der Bewohner innerhalb eines bestimmten Zeitraums alle fünf Minuten zu unterschiedlichen Zeiten im Tagesverlauf beobachtet, um auf diese Weise sein Befinden herzuleiten. Das Befinden wird dann in Werten zwischen 5–1 ermittelt. So gibt es unterschiedliche Bereiche, die mit festen Kriterien und einem Punktesystem beobachtet werden.[16]

DCM erfasst daher eher die ganze Tagesform eines Bewohners, weil die Beobachtung nicht so sehr Bezug auf das Befinden als Folge eines Angebots nimmt.

Das Heidelberger Instrument zur Erfassung der Lebensqualität Demenzkranker (H.I.L.DE.) soll »die Erfassung der Lebensqualität psychisch veränderter Heimbewohner, speziell demenziell erkrankter Heimbewohner«[17], ermöglichen.

H.I.L.DE. ist in erster Linie ein Beobachtungsinstrument, das dazu dient, die Lebensqualität demenziell veränderter Menschen zu erfassen. Dazu werden die Lebenswelt, die psychischen und geistigen bzw. kognitiven Fähigkeiten zur Alltagsbewältigung beobachtet. Der Vorteil von H.I.L.DE. liegt darin, dass ein Gesamtbild entsteht, aus dem sich Wohlbefinden bzw. die Lebensqualität ableiten lassen.

So spielen ja nicht nur Pflege und Betreuung, sondern auch räumliche Faktoren eine Rolle. Ein Zimmer, das gemütlich ist und den Bedürfnissen seines Bewohners entspricht, trägt zum Wohlbefinden bei, genauso wie gutes

---

15 Kitwood T.(2008). Dement. Der person-zentrierte Ansatz im Umgang mit verwirrten Menschen« Deutschsprachige Ausgabe herausgegeben von Christian Müller-Hergl. 5. ergänzte Auflage. Bern: Huber S. 21

16 Innes, A.; Müller-Hergl, C. & Herrmann, M. (2004). Die Dementia Care Mapping Methode – Anwendung und Erfahrungen mit Kitwoods person-zentriertem Ansatz. Bern: Huber, S. 15–35

17 Institut für Gerontologie der Uni Heidelberg & Sektion Gerontopsychiatrie an der Psychiatrischen Universitätsklinik Heidelberg (2006). Projekt »Identifizierung bzw. Entwicklung von Instrumenten zur Erfassung von Lebensqualität gerontopsychiatrisch erkrankter Menschen in stationären Einrichtungen der Altenhilfe« – H.I.L.DE. Abschlussbericht. S. 5. Im Internet: http://www.gero.uni-heidelberg.de/forschung/hilde.html [Zugriff am 26.10.2017]

und schmackhaftes Essen. Daher werden bei H.I.L.DE. alle Faktoren zur Erfassung der Lebensqualität betrachtet. Es gibt fünf Bereiche, die zur Erfassung der Lebensqualität beobachtet werden:

a. Schmerzen und medizinische Versorgung
b. Räumliche Umwelt
c. Aktivitäten
d. Soziales Bezugssystem
e. Emotionalität[18]

Ein Vorteil dieses Systems ist, dass es ein gutes Gesamtbild ergibt und viele Faktoren berücksichtigt werden, die Einfluss auf das Wohlbefinden nehmen. Tendenzen und Entwicklungen können erfasst werden. Durch den Punktwert entsteht eine Vergleichbarkeit. Gleichzeitig sind die festen Bestandteile sinnvoll für einen Standard.[19]

H.I.L.DE. stellt bei der Beobachtung aber nicht das Betreuungsangebot und die Ergebnisqualität des Angebots in den Vordergrund. Gleichzeitig kann aus dem Instrument nicht direkt abgeleitet werden, welche Maßnahme sinnvoll ist.[20]

Fazit

H.I.L.DE. wie auch DCM werden in eigenen Erfassungsbögen erfasst und ausgewertet. Sie sind hervorragende Beobachtungssysteme, die komplex die Lebensqualität einschätzen. Ferner fußen sie auf wissenschaftlichen Erhebungen und wurden in der Forschung geprüft. Sie sind aber nicht zweckmäßig für die Dokumentation im Berichteblatt.

Kein System, das auf der Grundlage von Beobachtung funktioniert, kann ohne Interpretation auskommen. Daher bieten diese Instrumente auch keine endgültige Objektivität. Beide Systeme wurden auch nicht entwickelt, um Betreuungsangebote zu dokumentieren.

---

18 Becker, S.; Kaspar, R. & Kruse, A. (2011): H.I.L.DE. Heidelberger Instrument zur Erfassung der Lebensqualität demenzkranker Menschen (H.I.L.DE.) Bern: Huber. S. 34–41

19 Ebd.: S. 19–21

20 Ebd.: S. 112

Instrumente wie H.I.L.DE. oder DCM sind Beobachtungverfahren, deren Einsatz relativ viel Zeit in Anspruch nimmt. Sie orientieren sich nicht an den systemischen Prozessen und Vorgaben einer Dokumentation. Gleichzeitig sollte gesagt sein, dass diese Beobachtungsinstrumente höchstwahrscheinlich einen objektiveren Wert der Beobachtung ermitteln. Der Nachteil ist jedoch, dass sie zunächst erlernt werden müssen. Das ist ein größerer Aufwand und kostet natürlich Zeit für die Schulungen usw. Allerdings ist diese Zeit gut investiert!

So wie die Pflegemaßnahmen Ziele haben, haben auch die Betreuungsmaßnahmen Ziele und Wirkkriterien. Das Problem ist jedoch, dass sich das Befinden nur schlecht in objektiven Maßeinheiten fassen lässt. Zum einen liegt das daran, dass Gefühle nicht per se sichtbar sind. Außenstehende können nur die Gefühlsäußerungen sehen, die die unterschiedlichen Personen auf sehr individuelle Weise äußern. So lächelt die eine Person vielleicht häufiger als eine andere. Ob dies jedoch aus Freude oder Verlegenheit bzw. Unsicherheit geschieht, kann nicht auf den ersten Blick erkannt werden. Vielleicht weint jemand vor Freude, der andere hingegen aus Trauer.

Es muss daher versucht werden, Werte zu definieren, um diese Wirkmechanismen und das Befinden fassbarer zu machen. Dabei werden der Mimik (dem Mienenspiel) und der Gestik (Gesamtheit der Gesten) Werte in Bezug auf das Befinden zugeschrieben. Ein Vorteil solcher Systeme liegt darin, dass es sehr genaue Definitionen und Zuschreibungen gibt. Sie geben vor, welche Kriterien laut Definition erfüllt sein müssen, damit ein bestimmtes Wohlbefinden ermittelt werden kann. Instrumente wie DCM oder H.I.L.DE. bieten zum einen das Verständnis über ein bestimmtes Befinden und sagen auch, welche Kriterien vorhanden sein müssen, um einen bestimmten Wert zu ermitteln.

Beispiel

Einer Mimik wird ein bestimmtes Befinden zugeschrieben:

- Lächeln mit geschlossenem Mund: **leichte** Freude
- Lächeln mit leicht geöffnetem Mund, aber noch kein Grinsen: **ausgeprägte** Freude
- Grinsen mit sichtbaren Zähnen und hochgezogenen Wangen: **starke** Freude.

Es sind in dem o.g. Beispiel also drei Formen von »Freude« definiert. Die Begriffe »leichte Freude«, »ausgeprägte Freude« und »starke Freude« sind damit feste Begriffe. Jedem Begriff ist eine bestimmte Mimik zugeschrieben. Würde jetzt in der Dokumentation aber »**große** Freude« (statt »starke Freude«) stehen, dann wäre »große Freude« ein **unbestimmter** Begriff.

Hinweis

Wenn Sie ein System mit vorgegebenen Bezeichnungen nutzen (»starke Freude«), dann müssen Sie in der Dokumentation auch die entsprechenden bestimmten Begrifflichkeiten verwenden!

Das bedeutet, dass jede Mimik, die Sie sehen, einer bestimmten Begrifflichkeit zugeordnet werden muss. Sie haben zwar feste Begriffe, aber auch nur eine begrenzte Auswahl in der Dokumentation. Wird mit einem solchen System gearbeitet, dann muss dieses System sehr durchdacht sein, um die große Vielfalt der mimischen und gestischen Äußerungen definierten Begriffen zuschreiben zu können. Gleichzeitig müssen Sie – und alle anderen Anwender – die Begriffe und ihre Definition kennen, damit alle dieses System sinnvoll nutzen können.

Egal, welches System Sie nutzen, um Befinden zu messen, sobald sich die Person nicht mehr verbal mitteilen kann, geht dies nur mit Beobachtung der Mimik, Gestik und des Verhaltens. H.I.L.DE. und DCM sind solche Systeme.

Auch DI-ABBA verfolgt diesen Ansatz. Im Gegensatz zu DCM und H.I.L.DE. ist es aber weniger komplex und somit viel einfacher und schneller zu lernen. DI-ABBA folgt der Grundlage von Beobachtung und Empathie als entscheidende Kriterien, um das Wohlbefinden einzuschätzen. Ein spezielles Dokumentationssystem umzusetzen, wird nicht zwingend vorgesehen, da auch so ein Beobachtungsystem einen zeitlichen Aufwand mit sich zieht. Dies muss gerade in der praktischen Umsetzung bedacht werden.

Aus diesem Grund ist DI-ABBA in der Alltagspraxis einfacher und praktischer in der Umsetzung, wenn es um die Dokumentation des Betreuungsangebots geht.

Fazit

Das Befinden kann nur anhand von Beobachtungen eingeschätzt und zugeordnet werden. Eine gute Beobachtungsgabe ist für die Arbeit in sozialen Prozessen sehr wichtig. Verfahren wie H.I.L.DE., DCM oder eben DI-ABBA können Sie dabei unterstützen.

3.7.2 Was ist eigentlich »Wohlbefinden«?

Wohlbefinden ist ein schwer zu fassender Begriff. Nichtsdestotrotz muss es dokumentiert werden. So sieht es die Prüfanleitung des MDK vor. Sie fragt »Wird das Wohlbefinden von Bewohnern mit Demenz im Pflegealltag beobachtet und dokumentiert und werden daraus ggf. Verbesserungsmaßnahmen abgeleitet?«[21] Doch was ist Wohlbefinden?

Wichtig – Wohlbefinden: Definition WHO

Die WHO definiert Wohlbefinden im Zusammenhang mit Gesundheit: »Ein Zustand vollständigen körperlichen, seelischen und sozialen Wohlbefindens ...«*

* http://www.euro.who.int/de/media-centre/sections/press-releases/2013/03/new-who-report-reveals-unequal-improvements-in-health-in-europe-and-calls-for-measurement-of-well-being-as-marker-of-progress [Zugriff am 23.10.2017]

So gibt es z.B. den nachfolgenden »WHO-5-Wohlfühltest«, den Sie durchaus einmal selbst auf sich anwenden können:
»Wählen Sie zu jeder Aussage jeweils eine Antwort, die Ihrer Meinung nach am besten beschreibt, wie Sie sich in den letzten 2 Wochen gefühlt haben.

[21] Vgl. MDS & GKV 2017

Tabelle 1: WHO-5 Wohlfühltest

In den letzten zwei Wochen	Die ganze Zeit	Meistens	Etwas mehr als die Hälfte der Zeit	Etwas weniger als die Hälfte der Zeit	Ab und zu	Zu keinem Zeitpunkt
... war ich froh und guter Laune	5	4	3	2	1	0
... habe ich mich ruhig und entspannt gefühlt	5	4	3	2	1	0
... habe ich mich energisch und aktiv gefühlt	5	4	3	2	1	0
... habe ich mich beim Aufwachen frisch und ausgeruht gefühlt	5	4	3	2	1	0
... war mein Alltag voller Dinge, die mich interessieren	5	4	3	2	1	0

Erläuterung: Summenwert: 0 bezeichnet das schlechteste Befinden, 25 das beste.
Prozentwert (= Summenwert x 4): 0 bezeichnet das schlechteste Befinden, 100 das beste.
Ihr Summenwert: ________________
Ihr Prozentwert: ________________

Summenwert 25–13: Dieses Ergebnis spricht für ein gutes Wohlbefinden. Ihre Lebensqualität ist momentan nicht beeinträchtigt.

Summenwert < 13 Punkte: Eine behandlungsbedürftige Überlastung, ein Burnout oder eine Depression können nicht sicher ausgeschlossen werden. Geringe Wohlfühlwerte rechtfertigen noch keine Diagnose. Sie sind jedoch ein ausreichender Grund, eine gezielte Diagnostik durchführen zu lassen.«[22]

---

22 Psychiatric Research Unit, WHO Collaborating Center for Mental Health, Frederiksborg General Hospital, DK-3400 Hillerød. Zit. n. http://www.diabetes-psychologie.de/templates/main.php?SID=705 {Zugriff am 23.10.2017]

Geht es um das Wohlbefinden (= Lebensqualität) von Menschen mit Demenz, ist es aber weitaus schwieriger, klar zu sagen, wie gut sich der Betroffene fühlt. Er kann sich selbst oft nicht mehr äußern. Doch Sie können hier auf Erkenntnisse zurückgreifen, die Experten wie der Sozialpsychologe und Gerontologe Tom Kitwood gewonnen haben.

Tom Kitwood hat schon Anfang der 1980er-Jahre Menschen mit Demenz ganz anders als seine Kollegen gesehen. Er fragte weniger nach der Krankheit, sondern vielmehr nach der Persönlichkeit des einzelnen Betroffenen. Ob Demenz oder nicht – im Kern geht es um den Menschen, um sein Personsein, seine Bedürfnisse.

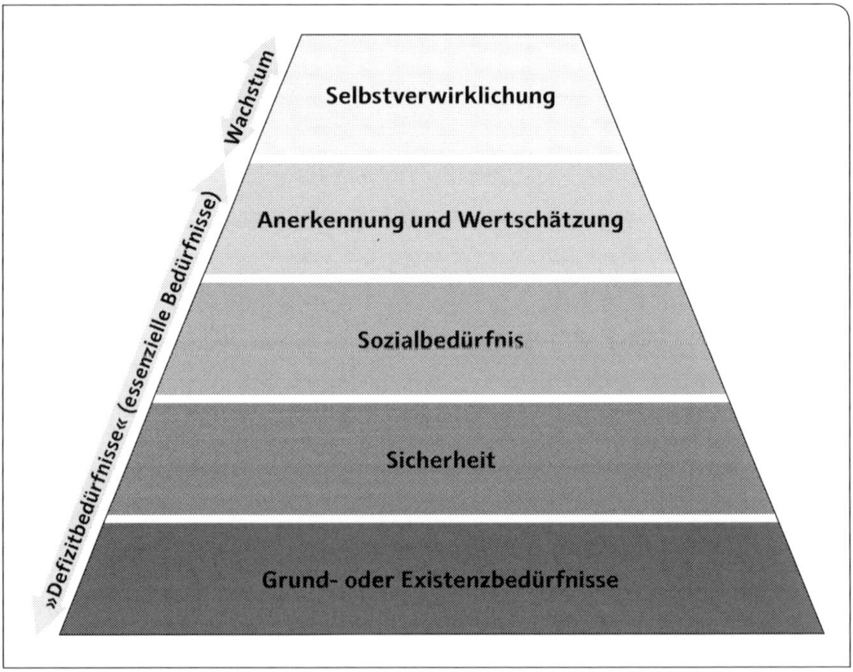
Wachstum
»Defizitbedürfnisse« (essenzielle Bedürfnisse)
Selbstverwirklichung
Anerkennung und Wertschätzung
Sozialbedürfnis
Sicherheit
Grund- oder Existenzbedürfnisse

Abb. 2: Die Bedürfnispyramide nach Maslow.[23]

[23] Vgl. Maslow A. H. (2010). Motivation und Persönlichkeit. 12. Auflage. Reinbek bei Hamburg: Rowohlt, S. 62–79

Soziale Bedürfnisse nach Tom Kitwood[24]

Die lt. Kitwood wichtigsten psychischen Bedürfnisse von Menschen mit Demenz sind:

1. **Bindung** → Bindung oder Verbindung, bzw. sich verbunden fühlen, beschreibt ein sehr typisches soziales Bedürfnis, das – wie viele soziale Bedürfnisse – schwierig zu greifen ist. Dabei geht es im Grunde darum, dass sich ein Mensch als soziales Wesen als Teil einer Gesellschaft erleben möchte.
2. **Trost** → Sich getröstet zu fühlen, ist ebenso ein sehr wichtiges emotionales wie auch soziales Bedürfnis. Zum einen, weil wohl kein Leben ohne schmerzliche Erfahrungen auskommt und vieles einfacher scheint, wenn man den Schmerz teilen kann. Zum anderen setzt das Bedürfnis nach Trost eine andere Person voraus, die tröstet. Es geht also darum, in mitfühlender Gesellschaft zu sein und Leid teilen zu können. Man ist als Mensch für andere von Bedeutung.
3. **Einbeziehung** → Einbezogen zu werden, bedeutet, dass man in der Gesellschaft eine Position hat, in der die eigene Meinung und Handlungsfähigkeit von Bedeutung sind und entsprechend wertgeschätzt werden. Im Verhalten von demenziell veränderten Menschen erlebt man oft, dass jemand sehr viel erzählt oder sich an eine bestimmte Person klammert.
4. **Identität** → Sich aus seinen Erfahrungen, Fähigkeiten als Persönlichkeit zu erleben und aus diesem Kontext eine Bedeutung zu haben, ist ebenfalls ein wichtiges Bedürfnis. Dieses Bedürfnis richtet sich sowohl nach innen als auch nach außen. Viele demenziell veränderte Menschen erleben daher gerade den bewussten Verlust ihres Erinnerungsvermögens als sehr leidvoll.
5. **Beschäftigung** → Die sinnstiftende Beschäftigung ist ebenso ein wichtiges Bedürfnis. Schließlich schützt beschäftigt sein vor Langeweile und gibt zudem die Möglichkeit, sich mit seinen Fähigkeiten als selbstwirksam erleben dürften.
6. **Liebe** → Liebe bezieht sich auf körperliche wie auch emotionale Zuwendung. Dabei geht es auch darum, sich selbst als liebenswert erleben zu dürfen. Liebe darf sich auch als Verbindung aus all den oben genannten Bedürfnissen verstehen.

---

24 Vgl. Kitwood 2008, S. 121 ff.

Alle diese Bedürfnisse sind miteinander verknüpft und für Sie die Grundlagen Ihrer Arbeit.

In der Sozialen Betreuung sollen soziale Bedürfnisse befriedigt werden. Daher handeln Betreuungskräfte ähnlich wie Angehörige. Sie legen in ihrer Arbeit den Fokus auf die sozialen Bedürfnisse und leiten daraus ihre Arbeitsschritte ab. Diese orientieren sich am sozialen Alltagsverhalten wie auch an speziellen Angebote und fachlichen Methoden.

Damit für den Bewohner oder die Bewohnerin passende Maßnahmen geplant werden können, ist ein strukturiertes Erfassen seiner Biografie unerlässlich. Hier greift die SIS®: Möglichst in O-Tönen (Originaläußerungen des Betroffenen) oder durch Angaben von Angehörigen und/oder Nahestehenden werden pflege- und betreuungsrelevante Aspekte festgehalten. In der Strukturierten Informationssammlung SIS® wird unterstellt, dass der daraus resultierende Maßnahmenplan sicherstellt, dass der Bewohner die entsprechenden Betreuungsangebote erhält und sich damit (soweit im Krankheitsbild möglich) wohlfühlt. Als weitere Absicherungsinstrumente zur Erfassung des Befinden gelten relevante Einträge im Berichteblatt und eine fachliche Überprüfung.«[25]

3.8 Warum ist die Biografie eines Menschen so wichtig?

Die Kenntnis der Biografie ist ein wichtiger Bestandteil im Betreuungsalltag. Sie gilt es auf vielen unterschiedlichen Ebenen zu berücksichtigen, um den Bedürfnissen des Betroffenen gerecht zu werden. Biografische Angebote in der Betreuung sind genauso wichtig wie die Orientierung des Pflegealltags an der Bewohnerbiografie. Das Verhalten im und die Abläufe des Alltags sind schließlich Teile der individuellen Biografie. Biografische Informationen werden z. B. genutzt, um die pflegerische Versorgung auszurichten. So erhält eine Bewohnerin etwa jeden Morgen zum Frühstück Kaffee und ein Marmeladenbrot, weil bekannt ist, dass sie das schon immer

[25] Greb-Kohlstedt, B.; Kammeyer, U. & Rücker, R. (2017). Dokumentation in der Betreuungsarbeit: Chancen nutzen mit PSG, Strukturmodell und NBI. Hannover: Vincentz, S. 79

gefrühstückt hat. Käse- oder Wurstbrote am Morgen lehnt sie hingegen ab. Würde man ihr nur herzhaftes Frühstück anbieten, bestünde die Gefahr einer Mangelernährung. Und das nur, weil ihre Vorlieben und Abneigungen biografisch nicht erfasst oder beachtet wurden.

Der Biografiebogen ist ein fester Bestandteil der Dokumentation. Dort werden – sofern möglich – all die Hintergrundinformationen erfasst, die notwendig sind, um die Pflege und Betreuung an der Biografie des Pflegekunden auszurichten. Nicht immer jedoch erhält jede Einrichtung alle notwendigen Angaben, weil etwa der Bewohner selbst keine Angaben mehr machen kann und auch keine Informationen durch Angehörige vorliegen.

Gerade bei demenziell veränderten Menschen sind die An- oder Zugehörigen eine sehr wichtige Hilfe um notwendige Informationen zu erhalten.

Hinweis

Beim Umgang mit demenzkranken Bewohnern fragt der die Qualitätsprüfungs-Richtlinie genau nach: »Wird bei Bewohnern mit Demenz die Biografie des Bewohners beachtet und bei der Pflege und Betreuung berücksichtigt?«*

* Vgl. MDS & GKV 2017

Als Betreuungskraft müssen Sie nicht nur die Biografie der Ihnen anvertrauten Menschen kennen. Sie gestalten mit Ihrer Arbeit zudem die künftige Biografie dieser Menschen mit, weil auch Sie fester Bestandteil ihres neuen Alltags sind. Sie schaffen mit Ihren Veranstaltungen und Angeboten Eindrücke, die später wiederum zu den schönen Erinnerungen zählen sollen.

Geschmack und Interessen sind wandelbar – auch das sollten Sie in der Betreuung berücksichtigen. Sicher haben Sie schon erlebt, dass der Heimeinzug eine große Lebensveränderung für den Betreuungskunden bedeutet. Plötzlich entdeckt ein älterer Mensch Dinge für sich neu, möchte manches anders machen als früher oder lehnt vielleicht erst einmal vieles ab.

Beispiel – Schach statt Arbeit

Herr W. war im ganzen Dorf bekannt und beliebt, weil er immer alles reparieren konnte. Er zählte zu den Personen, die keine Langeweile kannten, weil es immer etwas zu tun gab.

Aufgrund dieses biografischen Wissens wurde Herr W. immer besonders auf die Angebote hingewiesen, die etwas mit handwerklicher Arbeit zu tun hatten. Dennoch lehnte er die Teilnahme daran mit den Worten ab: »Ich habe in meinem Leben genug gearbeitet. Ich möchte nicht mehr arbeiten.« Stattdessen entdeckte er Brettspiele für sich und spielte jeden Tag mit einem anderen Betreuungskunden Schach. Herr W freute sich: »Endlich habe ich einmal Zeit, Schach zu spielen und das sogar mit einem Gegner, mit dem ich auf Augenhöhe spielen kann.«

3.9 Methoden und Dokumentation

Methoden oder Modelle sind Verfahren, die eine bestimmte Durchführungsweise vor- bzw. eine Anleitung geben. In der Sozialen Betreuung und Aktivierung gibt es sehr viele unterschiedliche Methoden. Manche sind fester Bestandteil bzw. bilden die Grundlage einiger Einrichtungen und sind laut Richtlinien verpflichtend anzuwenden.

Auch der richtige Umgang mit Methoden zählt zu einer professionellen Haltung. Methoden sind immer begrenzt und beschreibbar. Viele Methoden in der Pflege werden Ihnen schon bekannt sein, so z. B.:

- Validation
- Erinnerungsarbeit
- Gedächtnistraining
- Basale Stimulation®
- Kognitives Training
- Psychomotorik
- Kinästhetik

Wenn in Ihrer Einrichtung mit speziellen Methoden oder Modellen gearbeitet wird, sollten Sie die entsprechenden Fachbegriffe auch in der Dokumentation berücksichtigen. Außerdem müssen Sie wissen, wie diese Modelle angewandt werden. Nutzen Sie z. B. eine bestimmte Technik, wie die Basale Stimulation®, dann gilt es auch, den korrekten Namen der Methode sowie die dazugehörigen Fachbegriffe richtig zu verwenden und nicht zwischen unterschiedlichen Begrifflichkeiten zu wechseln. So kommt es – um bei dem o. g. Beispiel zu bleiben – häufiger zu Vermischungen bei den Modellen der Basalen Stimulation®, der Psychomotorik oder der Kinästhetik. Werden die Begriffe aber vermischt, können Kollegen nicht mehr eindeutig erkennen, welches Angebot tatsächlich gemacht wurde.

Achtung

Manche Betreuungskräfte haben die Befürchtung, dass sie immer das Gleiche schreiben. Doch diese Sorge ist unnötig. Gerade bei den spezifischen Angeboten sollten Sie immer die Fachbegriffe (z. B. Validation etc.) verwenden. Nur dann weiß jeder, dass Sie tatsächlich die verabredete Methode angewandt haben!

Sie müssen zusätzlich in der Dokumentation sehr genau und kompakt beschreiben. Das gelingt, wenn Sie mit Ihren Kolleginnen und Kollegen die gleichen Ziele verfolgen – und jedes Angebot auch einen spezifischen Inhalt hat, der allen bekannt ist. Nur dann wissen Ihre Kolleginnen und Kollegen, was genau gemeint ist.

Sie sind der Meinung, das tun Sie schon längst? Dann schauen Sie sich einmal diese drei Beschreibungen zu einer Bewegungseinheit mit Ball an:

1. »Ball spielen«: – Diese Aussage stellt den spielerischen Charakter des Angebots in den Vordergrund.
2. »Bewegungstraining mit Ball«: Bei dieser Aussage wird das Bewegungstraining fokussiert.
3. »Gleichgewichtstraining mit Ballspiel«: Aus dieser Aussage geht hervor, dass das Gleichgewichtstraining im Vordergrund steht.

Damit Ihre Kollegen und Kolleginnen nachvollziehen können, welches Training Sie tatsächlich angeboten haben, ist also eine genaue Formulierung vonnöten. Wenn Sie eine bestimmte Methode nutzen, dann sollten Sie diese auch in der Dokumentation nennen. So arbeiten Sie sorgfältig und fachlich kompetent. Außerdem wird deutlich, ob es sich bei zwei oder mehr Angeboten um die gleiche oder nur eine ähnliche Methode handelt:

1. »Rückenmassage« – Diese Aussage ist eine reine Feststellung, dass der Bewohner eine Rückenmassage erhalten hat.
2. »Basale Stimulation® mit Zitrusöl (vom Bewohner gewünscht)« – Hier erfahren wir in der Dokumentation, dass es sich um eine Basale Stimulation handelte und dafür ein wohlriechendes, vom Bewohner gemochtes Öl verwendet wurde.
3. »Belebende Basale Stimulation® am Rücken mit Zitrusöl (vom Bewohner gewünscht)« – Hier wird nun die ganz konkrete Art des Angebots deutlich und nachvollziehbar.

Tipp

Beschäftigen Sie sich immer mit den Wirkmechanismen einer Methode bzw. ihrem Inhalt und dem Ziel. Wenn möglich, besprechen Sie sich mit Kollegen. Gerade hier ist der Austausch sehr sinnvoll, damit jeder die Arbeitsschritte des anderen versteht.

Aber Sie dokumentieren nicht nur Methoden, die Sie anwenden. Auch die Dokumentation selbst kann methodisch aufgebaut sein, sofern sie planmäßig, systemisch und zielgerichtet ist. Eine solche methodische Dokumentation ist das Dokumentationsinstrument DI-ABBA.

4 DI-ABBA – LEICHT UND ÜBERSICHTLICH DOKUMENTIEREN

Der Grundgedanke zu DI-ABBA ist, dass die Soziale Betreuung und Aktivierung als ein Prozess verstanden werden und daher auch wie ein Prozess dokumentiert werden müssen. Um den Prozess immer im Ganzen zu dokumentieren und zu evaluieren – also Verbesserungen abzuleiten – wird er anhand von vier Bereichen/Stufen strukturiert. **Dieses Verfahren ist immer gleich, daher ist DI-ABBA ein Dokumentationsinstrument bzw. eine systematische Dokumentation.**

Info

Mit DI-ABBA kann das Wohlbefinden von Bewohnern eingeschätzt werden. Und zwar so, dass sich Beobachtung und Interpretation nicht miteinander vermischen.

- **DI** steht für **D**okumentations**i**nstrument.
- **ABBA** steht für **A**ngebot, **B**eobachtung, **B**ewertung, **A**ktion.

4.1 Soziale Betreuung als Prozess

Wird das **Angebot** der Sozialen Betreuung als Prozess verstanden, so agieren in diesem Prozess zum einen die Betreuungskraft mit ihrem Arbeitsauftrag und zum anderen der Bewohner mit seinen Interessen, Bedürfnissen und Fähigkeiten. Die Aktionen von Betreuungskraft und Bewohner beeinflussen einander dabei wechselseitig.

Beobachtung und **Bewertung** sind feste Bestandteile in Ihrer Sozialen Betreuung. Als Betreuungskraft beobachten und bewerten Sie eigentlich die ganze Zeit: Sie nehmen das Verhalten der Bewohner wahr, schätzen ein, ob ihnen das Angebot gut tut oder nicht und reagieren entsprechend Ihrer Einschätzung. In der Dokumentation wird daher sowohl Ihre Beobachtung dokumentiert als auch Ihre Einschätzung über das Befinden des Betreuungskunden – die Bewertung. Davon ausgehend, können Sie dann mögliche Verbesserungsmaßnahmen einleiten.

Anschließend werden Sie entsprechend Ihrer Einschätzung reagieren, also auch festhalten, welche **Aktion** noch notwendig ist bzw. zukünftig notwendig wird.

Hinweis

Noch einmal der Hinweis. Die Dokumentation dient aus Sicht der Sozialen Betreuung drei Zielen:

1. Wie ist das Befinden des Bewohners?
2. In welcher Verbindung steht sein Befinden zum Angebot?
3. Lassen sich aus den gesammelten Informationen Verbesserungsmaßnahmen ableiten?

DI-ABBA ist somit ein System, das den sozialen Prozess berücksichtigt. Durch die bewusste Trennung von Angebot, Beobachtung und Bewertung sowie deren Beschreibungen schaffen Sie die Grundlage für Ihre zukünftigen Aktionen. Denn die Bewertung des Befindens ist nicht aus der Luft gegriffen, sondern beruht auf Ihren Beobachtungen, die Sie nachvollziehbar dokumentiert haben.

Im Folgenden sehen Sie die DI-ABBA-Elemente in Kurzform (eine ausführliche Darstellung finden Sie im Kapitel 4.3):

A – Angebot[26]

Gemeint sind fachliche Angebote der Betreuungskräfte an die Bewohner. Darunter fallen spezifische Angebote wie z. B. Gymnastik, Gedächtnistraining in der Gruppe oder Einzelangebote wie Vorlesen oder Singen. Auch Interventionen, die sich aus einer Situation ergeben, gehören hierzu.

---

[26] Vgl. Holtwiesche, A.K. (2016). Dem Bewohner geht es gut. In: pflegen: demenz 39/2016, S. 45

B – Beobachtung

Bei der Beobachtung wird genau das beschrieben, was tatsächlich sichtbar ist. Es wird das Verhalten des Betroffenen dokumentiert, ohne es zu bewerten oder eigene Interpretationen dazu zu fügen.

B – Bewertung

Das Beobachtete soll nun bewertet und eingeordnet werden. Das bedeutet jedoch nicht, zu beschreiben, was gut oder schlecht ist. Auch darf keine Benotung oder Wertung des Bewohners erfolgen.

A – Aktion

Wurde eine Beobachtung bewertet, dann lässt sich ableiten, welche Aktion notwendig oder sinnvoll ist. Daher wird in diesem Teil beschrieben, welche Aktion erfolgt. So wird zum Beispiel eine Maßnahme beibehalten, weil diese erfolgreich ist oder weil eine bestimmte Reaktion auf die Beobachtung erfolgte. Auch Schritte, welche geplant werden, gehören zum Aktionsteil, denn auch Planung und Vorbereitung sind aktive Prozesse.

Die DI-ABBA-Begriffe erfüllen exakt die Vorgaben der Qualitätsrichtlinie. Sie legen zum einen schriftlich dar, was in der Sozialen Betreuung gemacht wurde.

Im Teil »Aktion« beschreiben Sie zum anderen, welche Maßnahme ergriffen wird, um das Wohlbefinden zu erhalten oder – im Falle des Unwohlseins – mit welcher Maßnahme das Wohlbefinden wieder erlangt werden soll.

Damit sind zwei Teile von DI-ABBA bereits erfüllt:

1. Sie können klar sagen, welches **Angebot** Sie gemacht haben.
2. Sie können klar sagen, in welcher Beziehung das Wohlbefinden des Bewohners zum Angebot steht (**Aktion**).

Auf diese Weise sind die beiden Buchstaben »A« aus ABBA schon definiert. Fehlen noch die beiden »Bs« aus dem Begriff: Mit ihnen wird das Befinden des Bewohners dokumentiert. DI-ABBA gliedert diesen Punkt in zwei Bereiche:

1. Sie nehmen wahr, wie ein Bewohner auf Ihr Angebot reagiert (**Beobachtung**).
2. Sie leiten aus Ihrer Beobachtung ab, ob und wie Sie Ihr Angebot ändern müssen (**Bewertung**).

Beispiel

1. Sie bieten einen Singkreis an. → Angebot
2. Eine Bewohnerin beginnt zu weinen. → Beobachtung
3. Sie gehen davon aus, dass die Bewohnerin traurig ist. → Bewertung
4. Sie sprechen mit der Bewohnerin darüber, was sie traurig gemacht hat und finden daraufhin ein besseres Angebot für sie. → Aktion

Hinweis

DI-ABBA unterscheidet sich sehr von herkömmlichen Formulierungshilfen, da diese nicht systemisch aufgebaut sind, sondern lediglich feste Formulierungen für häufig vorkommende Situationen bieten.

4.2 DI-ABBA als Nachweis von Lebensqualität und Angebotsplanung

DI-ABBA beruht auf drei entscheidenden Erkenntnissen:

1. Wir können nur sehen und beschreiben, was eine Betreuung bewirkt, wenn die Arbeitsschritte und das Ergebnis in Bezug zueinander stehen und entsprechend dokumentiert werden.
2. Nur eine empathische Beobachtung – wie in der Betreuungskräfte-Richtlinie des GKV (vgl. Kap. 2.2) gefordert – lässt eine Einschätzung des Befindens des Bewohners zu.
3. Bei der Maßnahmenplanung muss das Befinden des Bewohners einbezogen werden.

Berücksichtigt man diese drei Faktoren, so kann die Dokumentation tatsächlich das Bewohner-Befinden als Folge der Leistung der Betreuungskraft erfassen. Das Befinden des Bewohners, die geplanten bzw. durchgeführten Maßnahmen sowie der Erfolg des Angebots werden erfasst und logisch nachvollziehbar hergeleitet und dokumentiert.

Das Baukastensystem von DI-ABBA mit seinen vier Bestandteilen macht die Inhalte und die Reihenfolge fassbar und erlaubt eine schnelle und praxisnahe Dokumentation.

4.2.1 DI-ABBA: analog und digital

DI-ABBA kann in jedem Software-System verwendet werden, das in der Altenhilfe eingesetzt wird. Jedes Programm hat für das Berichteblatt einen Freitextbereich, da es so viele Ereignisse gibt, die nicht sinnvollerweise mit vorformulierten Texten abgebildet werden können. Es gibt Programme, die konkret das Angebot anzeigen, damit direkt dazu berichtet werden kann. Wird nur der Titel des Angebots erwähnt, können genaue Ergänzungen eingefügt werden, wenn sie notwendig sind. Ansonsten genügt es natürlich, nur die Beobachtung, die Bewertung und die Aktion zu beschreiben. Die Aktion kann auch doppelt beschrieben werden, wenn die ausgewählte Maßnahme nicht einmalig, sondern regelmäßig erfolgt (dann muss sie auch im Maßnahmenplan aufgeführt werden).

4.3 DI-ABBA – die vier Bestandteile

Da die Bestandteile von DI-ABBA wichtig sind, um die Interaktion von Angebot, Beobachtung, Bewertung und Aktion zu beschreiben, beschreibe ich sie Ihnen nachfolgend ausführlich. Auf diese Weise erfahren Sie dreierlei:
1. die Aufgaben der einzelnen Bestandteile in der Dokumentation,
2. warum exakt diese Bestandteile ausgewählt wurden und
3. warum sie notwendig aber auch ausreichend sind.

DI-ABBA ermöglicht Ihnen die Dokumentation eines Prozesses, mit dem ein bestimmtes Ziel erreicht werden soll. Sie beschreiben mit DI-ABBA alle Maßnahmen, die für das Ziel notwendig sind – und berücksichtigen zugleich die sozialen Faktoren.

Die vier Bestandteile sind – wie vorab schon erwähnt:

1. Angebot
2. Beobachtung
3. Bewertung
4. Aktion

A wie Angebot und Aktion = Arbeitsaufträge an die Betreuungskraft
Angebot und Aktion sind jene Teile des Dokumentationsinstruments, die sich auf das Verhalten und die Entwicklung der Maßnahmen bezieht, die Sie als Betreuungskraft leisten.

B wie Beobachtung und Bewertung = Fokus liegt auf dem Betreuungskunden
Beobachtung und Bewertung beziehen sich auf das Verhalten und das Befinden des Bewohners.

Anhand der vier Punkte weisen Sie nach, wie Sie die Maßnahmen an den Bedürfnissen der Bewohner ausrichten. Somit reduzieren sich die Inhalte auf die notwendigen Bestandteile und folgen einem Kreislauf, in dem auch Platz für unerwartete Ereignisse ist.

Beispiel – Blöde Gesellschaftsspiele

An einem Dienstag ist ein Spielenachmittag während der Sozialen Betreuung geplant. Frau H. kommt lustlos dazu und äußert, keinen Spaß an den »blöden Gesellschaftsspielen« zu haben. An diesem Tag steht aber ein neues Spiel auf dem Programm: Bingo! Als Frau H. dies hört, ist sie völlig begeistert und kann es kaum erwarten, endlich mit dem Bingo-Spiel zu beginnen. Sie ist mit Feuereifer dabei und gewinnt sogar die erste Runde.

Mithilfe des DI-ABBA können Sie Folgendes dokumentieren:

Angebot: Spielenachmittag mit Gesellschaftsspielen und dem neuen Bingo-Spiel.

Beobachtung: Frau H. wollte zunächst nicht teilnehmen, sagte, dass sie Gesellschaftsspiele blöd finde. Während des Spiels lacht sie und freut sich über die gewonnene Runde.

Bewertung: Bingo scheint ein Spiel zu sein, das Frau H. im Gegensatz zu anderen Spielen gut gefällt.

Aktion: Wenn Frau H. am Spielenachmittag teilnimmt, soll öfter Bingo gespielt werden.

Im Folgenden werden die vier DI-ABBA-Bestandteile ausführlicher beleuchtet.

4.3.1 A wie Angebot

Unter einem »Angebot« wird alles verstanden, was Sie Ihren Bewohnern an Betreuung anbieten. Das schließt geplante Maßnahmen ebenso ein wie akute Aktionen. Auch das Gespräch auf dem Hausflur ist also ein Angebot, wenn Ihnen ein Bewohner entgegenkommt und Ihre Aufmerksamkeit sucht. Diese Interventionen sollten in Ihrer Dokumentation ebenso erwähnt werden, auch wenn Sie keine Maßnahme im Sinne eines geplanten Angebots darstellen. Denn Sie bieten auch bei einem spontanen Gespräch auf dem Flur Ihre Zeit an und leisten einen Dienst für diesen Bewohner. Die Möglichkeit, als Ansprechpartner zur Verfügung zu stehen, darf als Angebot verstanden werden.

Beispiele für geplante Angebote/Maßnahmen sind:

- Singkreis
- Bastelgruppe
- Sitztanz
- Vorlesestunde
- Gartenspaziergang
- Kochen
- Rätselrunde usw.

Hinweis

Als Betreuungskraft sind Sie Dienstleister, also bieten Sie Ihren Dienst am Bewohner an. Diese Haltung entspricht einer professionellen Arbeitshaltung.

4.3.2 B wie Beobachtung

Eine Beobachtung lässt sich als bewusster Vorgang einer gezielten Wahrnehmung bezeichnen. Beobachten heißt also, dass Sie Ihre Aufmerksamkeit bewusst auf einen bestimmten Aspekt richten, im Rahmen von DI-ABBA auf die Reaktionen der Bewohner bezüglich der Angebote. Es gilt, die Lebensqualität in Verbindung mit dem Betreuungsangebot zu erfassen.

Folgende Punkte sind für die Beobachtung wesentlich:

Wahrnehmung
Da Sie mit Ihrer Beobachtung die Lebensqualität der Betreuungskunden hinsichtlich Ihres Angebots (z. B. während einer Vorlesestunde) wahrnehmen wollen, richten Sie den Fokus auf alles, was Sie tatsächlich sehen, hören, riechen und fühlen können. Sie können z. B. hören, wie jemand entspannt seufzt. Sie können dabei sehen, wie sich seine Gesichtszüge verändern.

Der Fokus Ihrer Wahrnehmung liegt auf dem Ausdruck der Bewohner – auf ihrer Gestik und Mimik.

Absicht
Ihre Absicht/Ihr Ziel besteht darin, dass Sie feststellen wollen, wie sich die Lebensqualität der Bewohner durch Ihr Betreuungsangebot verändert. Welche Veränderungen der Lebensqualität lassen sich durch das Betreuungsangebot feststellen? Anhand Ihrer zielgerichteten/absichtsvollen Beobachtung sind Sie in einem nächsten Schritt in der Lage zu bewerten, ob und ggf. warum ein Angebot sinnvoll oder geeignet ist für einen bestimmten Bewohner.

Selektion und Reduktion
Sie müssen nicht auf alle Reaktionen der Bewohner achten, sondern nur auf jene, die mit dem Betreuungsangebot im Zusammenhang stehen. Sie wählen also im Kontext der Betreuung aus und richten Ihre Aufmerksamkeit auf die relevanten Äußerungen – Sie selektieren Ihre Beobachtungen.

Auswertung

Auswertung beschreibt, wie man das Wahrgenommene nun interpretiert. Eine Beobachtung ist immer auf ein Ergebnis ausgerichtet. Schließlich müssen bestimmte Faktoren erfasst werden, damit Sie sie beschreiben können.

Ihre Beobachtung sollte jedoch so wertfrei, objektiv und frei von Interpretationen – also sachlich – wie möglich sein. Bei der Dokumentation der Beobachtungen gilt es, das Gehörte und Gesehen nur zu beschreiben. Das DI-ABBA trennt deshalb auch die Beobachtung von der Bewertung. Die Beobachtung dient als Fundament und Begründung für das in der Bewertung erstellte Ergebnis.

Wie schwierig eine möglichst wertfreie Beobachtung sein kann, zeigt das folgende Beispiel. Allein die Wahl des Verbes führt hier schon zu einer – in diesem Fall – negativen Deutung.

Beispiel – Sehen oder glotzen?

Sieht Sie jemand intensiv an oder **glotzt** er Sie an? Das Wort »glotzen« ist negativ besetzt und wertet die Handlung eines Menschen ab. Auf diese Weise können Sie durch eine falsche Wortwahl bereits Beobachtung und Bewertung vermischen, was unbedingt vermieden werden sollte.

Die Beobachtungsgabe zählt zu den sehr wichtigen Qualifikationen, die Betreuungskräfte benötigen, darum wird auf diesem Punkt auch in der Richtlinie zu § 53c SGB XI hingewiesen. Dort heißt es:

»Anforderungen an die Betreuungskräfte

Grundlegende Anforderungen an die persönliche Eignung von Menschen, die beruflich eine Betreuungstätigkeit in stationären Pflegeeinrichtungen ausüben möchten, sind insbesondere

- eine positive Haltung gegenüber kranken, behinderten und alten Menschen,
- soziale Kompetenz und kommunikative Fähigkeiten,
- Beobachtungsgabe und Wahrnehmungsfähigkeit,
- Empathiefähigkeit und Beziehungsfähigkeit.«

Achtung

Die Beobachtungsfähigkeit ist eng mit der Empathie – der Bereitschaft und Fähigkeit, sich in die Einstellungen anderer Menschen einzufühlen – verbunden. Empathie ist wichtig, um das Beobachtete in einem nächsten Schritt (der Bewertung) korrekt zu interpretieren.

Beobachtungsfähigkeit und Empathie dürfen aber nicht miteinander verwechselt oder synonym verwendet werden. Nicht jeder, der gut beobachten kann, ist auch empathisch.

In Einzelangeboten ist es vielfach einfacher, den Bewohner zu beobachten als in Gruppen, vor allem, wenn diese sehr groß sind. Wenn Sie aber nicht ausreichend beobachten können, wird Ihnen die Dokumentation schwer fallen. Dieses Dilemma macht deutlich, dass Sie durchaus einmal hinterfragen sollten, ob die Gruppegröße Ihres Angebots überhaupt geeignet ist, um dem einzelnen, teilnehmenden Bewohner gerecht zu werden – ihm genug beobachtende Aufmerksamkeit schenken zu können.

Auch diesen Fakt können Sie in Ihre Dokumentation einfließen lassen. Vielleicht planen Sie beim nächsten Angebot eine Zeit ein, in der Sie besonders auf einen bestimmten Bewohner achten.

4.3.3 B wie Bewertung

Die Interpretation des Gesehenen oder Gehörten – das ist Bewertung. Es geht also darum, aus der Beobachtung abzuleiten, welches Befinden der Bewohner vermeintlich verspürt. Dabei sollten Sie versuchen, so objektiv wie möglich zu sein. Natürlich ist eine Bewertung immer subjektiv, aber wir alle haben durch unsere Sozialisation und im Umgang mit anderen Personen die Grundfähigkeit erworben, ein Verhalten bzw. Verhaltensmuster einzuschätzen. Wir alle können meist gut beurteilen, ob jemand eher vor Freude oder aus Trauer weint. In diesem Sinne sind wir »Alltagspsychologen«. Doch ein wirkliches, hundertprozentiges Verstehen eines anderen Menschen ist nicht möglich. »Die Seele des Menschen ist unergründlich«, stellte schon der griechische Philosoph Heraklit rund 500 v. Chr. fest.

Darum ist es umso wichtiger, dass Sie mit Ihren Beobachtungen eine Grundlage für Ihre Bewertung haben. Ihre Dokumentation wird dadurch schlüssig und nachvollziehbar.

Beispiel – Gutgehen

Im Berichteblatt steht: »Frau G. geht es gut.«

Was kann aus dieser Aussage abgeleitet werden? Es ist davon auszugehen, dass jemand glaubt erkannt zu haben, dass es Frau G. gut geht. Wie er zu dieser Erkenntnis gekommen ist, wird aus der Aussage nicht ersichtlich. Seine Aussage hat kein Fundament, sie bleibt schwammig!

Es wäre sinnvoll zu wissen, bei welchem Angebot es Frau G. gut ging und woraus auf ihr Wohlbefinden geschlossen werden konnte. Was hat sie gemacht? Hat sie »dabei« gelacht, geplaudert, war sie ruhig und entspannt oder hat sie vor sich hin gesummt? Das alles wären mögliche, beobachtbare Reaktionen des »Gutgehens« auf ein Angebot. Sowohl das Angebot/die Maßnahme als auch die Reaktionen von Frau G. wären wichtig zu wissen, damit man ihr dieses oder ähnliche Angebote erneut ermöglichen kann.

Das Fehlen der Informationen macht das allerdings unmöglich, weshalb wertvolle Erkenntnisse und Chancen – auch für andere Bewohner – verloren gehen. Daher ist mit dieser Dokumentation ohne Kontext nichts anzufangen, auch wenn jemand eine Aussage über die Lebensqualität von Frau G. gemacht hat.

Wichtig

Der Begriff Bewertung wurde ausgewählt, da die strikte Trennung von Beobachtung und Bewertung in sozialen Prozessen ein wichtiger Bestandteil ist. Dies erfolgte in Anlehnung an das Konzept der Gewaltfreien Kommunikation von Marshall B. Rosenberg, das entwickelt wurde, um in der Kommunikation zu friedlichen Konfliktlösungen und zu mehr Vertrauen und Freude am Leben zu kommen (siehe auch Kap. 6.2).*

* Rosenberg, M. (2013): Gewaltfreie Kommunikation – Eine Sprache des Lebens. 11. Aufl. Paderborn: Junfermann, S. 45

Bei der Bewertung geht es nicht darum, ein Verhalten zu beurteilen. Es geht vielmehr darum, das Befinden möglichst genau zu beschreiben. Deshalb müssen Sie Ihre Worte sorgfältig wählen. Es gibt viele Begriffe, die die Bewertung sehr deutlich werden lassen und der Dokumentation mehr Klarheit geben. Die Bewertung steht dabei – wie in der Einleitung zu Kapitel 4.3 angemerkt – im direkten Zusammenhang mit der Beobachtung. Bei beiden »Bs« (Beobachtung, Bewertung) sollte daher auf eine möglichst wertfreie Dokumentation geachtet werden.

Folgende Beispiele machen das deutlich:

Beispiele

- **Beobachtung:** Herr D. singt laut mit und kennt viele Lieder auswendig.
  Bewertung: Herr D. hat Freude beim Singkreis.
- **Beobachtung:** Frau K. lässt beim Hantieren die kleinen Teile fallen.
  Bewertung: Frau K. scheint beim Basteln manchmal überfordert zu sein. Sie wird dann unruhig und lustlos.
- **Beobachtung:** Herr V. sagt, dass er nicht beim Sitztanz mitmachen möchte. Als er hingegen mit einem Ball aktiviert wird, ist er aktiv dabei.
  Bewertung: Sitztanz macht Herrn V. keinen Spaß, Bewegungsübungen mit Ball begeistern ihn hingegen.
- **Beobachtung:** Frau S. erzählt viel über die Flora und Fauna im Wald und lässt andere gerne daran teilhaben.
  Bewertung: Spaziergänge machen Frau S. Spaß und geben ihr Selbstvertrauen.

Die Bewertung sollte so schlüssig wie möglich erfolgen. Fällt Ihnen die Bewertung schwer, lohnt es sich Kollegen hinzuziehen. Eine Methode aus der Wissenschaft, die Hermeneutik, bietet Ihnen eine große Unterstützung, um Ihre Bewertungskompetenz zu stärken. Wir werden später darauf eingehen (vgl. Kap. 6.4).

4.3.4 A wie Aktion

Wie beim Angebot geht es bei der Aktion um die Schritte, die Sie als Betreuungskraft geleistet haben. Der Aktionsteil beschreibt die Reaktion der Betreuungskraft auf ein bestimmtes Ereignis. Sie resultiert immer aus Ihrer Einschätzung – der Beobachtung und Bewertung.

Aktionen sind sehr vielfältig, daher lassen sich nicht alle beschreiben. Zum einen hängen sie von den Möglichkeiten ab, die der Einrichtung zur Verfügung stehen, zum anderen auch von den Ressourcen und Ihren persönlichen Wünschen als Betreuungskraft.

Bei DI-ABBA wird der Aktionsteil in **zwei unterschiedliche Phasen** eingeteilt:

1. Sie führen die Maßnahmen auf, die sie bereits umgesetzt haben. Also beschreiben Sie Ihre **direkte Reaktion** auf ein bestimmtes Ereignis.
2. Zudem fragen Sie sich bei der **Planung weiterer Aktionen**: »Was mache ich mit dem Wissen aus meiner Dokumentation und wie kann ich auf die Lebensqualität positiven Einfluss nehmen?«

Beispiel

»Frau M. weint« – Sie trösten Frau M. und beziehen sie mehr in Ihr Angebot ein, um sie abzulenken (Phase 1).

- Durch den Trost und die Ablenkung verbessert sich ihr Befinden. Sie haben also einen abgeschlossenen Prozess mit zwei Aktionen (Trost und Einbezug) und können diese dokumentieren.

Zudem erhält Frau M. zur Nachsorge eine zusätzliche Einzelbetreuung (Phase 2). Danach lächelt Frau M. und sagt: »Das hat Spaß gemacht.«

- Die zusätzliche Einzelbetreuung ist eine weitere Aktion, die von Ihnen dokumentiert werden muss.

Daraus lassen sich bestimmte Möglichkeiten ableiten:

- Das Angebot wird verbessert.
- Ein Alternativ-Angebot wird geschaffen.
- Alles bleibt wie es ist.

- Im Gruppenangebot wird ein Bewohner besonders berücksichtigt, damit er im Ablauf des Gruppenangebots nicht untergeht.
- Neue Methoden werden eingeführt.

Bei all den möglichen Maßnahmen stehen immer die persönlichen Bedürfnissen des Bewohners im Vordergrund.

Beim Planen der Aktionen müssen Sie auch berücksichtigen, welche Möglichkeiten Ihre Einrichtung bietet und wie sich diese Möglichkeiten am besten nutzen lassen. Früher wurden Maßnahmen so geplant, dass sie praktisch und arbeitserleichternd waren. Dies entsprach aber nicht immer den Bedürfnissen der Bewohner.

Hinweis

Im Aktions-Teil von DI-ABBA beschreiben Sie sowohl bereits durchgeführte als auch geplante Inhalte (Phasen 1 + 2). Soll die Aktion erst in einem späteren Zeitraum erfolgen, müssen Sie dies im Maßnahmenplan berücksichtigen.

4.4 Vorteile von DI-ABBA: Qualität, Inhalte und Verbindungen

DI-ABBA schafft eine konsequente Verbindung zwischen allen notwendigen Bestandteilen. Das hat folgende Vorteile:

- Die Dokumentation wird transparent, weil beschrieben wird, auf welcher Grundlage Sie die Lebensqualität ermittelt haben.
- Die Leistung der Beziehungsarbeit wie auch die Wechselwirkungen von Angeboten, Beobachtungen, Bewertungen und Aktionen werden strukturiert und in Bezug aufeinander beschrieben.

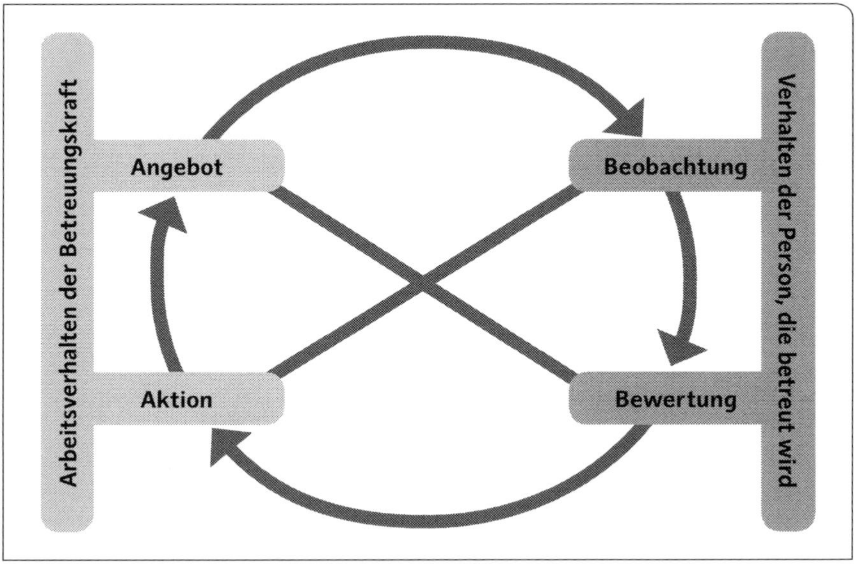

Abb. 3: Die Wechselwirkung sozialer Prozesse.

Wenn Sie in Ihrer Einrichtung schon mit einer Software-basierten Dokumentation arbeiten, dann bietet DI-ABBA weitere Vorteile:

- Sie können Befinden und Angebot immer in der Dokumentation zusammenhängend beschreiben.
- Hat die von Ihnen genutzte Software eine »Suchfunktion«, können Sie über die Suche nach dem Angebot gleich sehen, wie oft welches Befinden bei einem bestimmten Bewohner ausgelöst wurde.
- Bei dem Aktionsteil können Sie die geplante Aktion mit einer Erinnerungsfunktion versehen usw.
- Je nach Software-Programm können Sie auch die Bewohner-Akten vergleichen und daher die Dokumentationsinhalte nutzen, um Gruppenangebote zu verbessern, neu zu planen oder ggf. sogar Bedarfe oder Themen ermitteln.
- Kopierfunktionen sind hilfreich bei der Nutzung des Angebotsteils, damit dieser nicht immer komplett neu aufgeschrieben werden muss.

4.5 DI-ABBA in der Praxis

Die praktische Umsetzung von DI-ABBA möchte ich Ihnen nun beispielhaft zeigen. Im Speziellen richtet sich die Dokumentation von DI-ABBA an den Teil der Dokumentation, der im sogenannten Berichteblatt erfasst wird.

Anders als bei typischen Formulierungshilfen wird einmal die Situation beschrieben, die dokumentiert werden soll, und anschließend die Maßnahmen, die konkret durchgeführt werden. Die möglichen Maßnahmen orientieren sich dabei an sehr unterschiedlichen Faktoren, die Sie einschätzen müssen. Das sind beispielsweise:

- Welche Möglichkeiten bieten sich in der Einrichtung, in der Sie arbeiten?
- Wie ist die Beziehung zu den unterschiedlichen Angehörigen?
- Welche Vereine haben Sie in Ihrem Gemeinwesen, die Sie einbeziehen können?

Auch Ihre persönlichen Interessen sowie Ihre Eignung als Betreuungskraft spielen eine wichtige Rolle:

- Haben Sie bestimmte Fortbildungen absolviert?
- Beherrschen Sie ein Beobachtungsverfahren wie DCM?
- Welche Erfahrungen aus Ihrem Leben beeinflussen Sie in Ihrem Arbeitsalltag?

Die Reihenfolge der Erläuterungen und Beispiele orientiert sich an den Qualitätsprüfungs-Richtlinien des MDS für stationäre Einrichtungen. Ausgewählt wurden dabei nur die Vorgaben, die praktische Anweisungen beinhalten. Die verwaltungstechnischen Vorgaben wurden nicht berücksichtigt, da sie für diesen Teil der Dokumentation keine Bedeutung haben. Die Beispiele zeigen daher aber nicht das komplette Bild der Vorgaben des MDS.

Werden Leistungen der Betreuung angeboten?[27]

Diese Eingangsfrage in der »Prüfanleitung zum Erhebungsbogen« zeigt es ganz deutlich: Betreuung ist eine Leistung, und mit der Dokumentation erstellen Sie Ihren Leistungsnachweis! Eine gute Dokumentation spiegelt also den Wert Ihrer Arbeit wider. Gleichzeitig dokumentieren Sie das, was

27 Vgl. MDS & GKV 2017

Sie gemäß den gesetzlichen Vorgaben dokumentieren müssen und nutzen andere Leistungsnachweise wie z. B. Wochenpläne und Veranstaltungskalender. So hat es auch Ein-STEP – die Initiative der Bundesregierung zur Einführung des Strukturmodells zur Entbürokratisierung der Pflegedokumentation – festgestellt: »Im Rahmen der Pflegedokumentation werden die individuellen Leistungen der Betreuung und Aktivierung nachvollziehbar geplant und dargestellt. Das gilt auch für die Teilnahme an Gruppenangeboten. Abweichungen von diesen geplanten Maßnahmen, wie z. B. die Nichtteilnahme oder die Ablehnung des Angebots, sowie auch positive Erkenntnisse im Zusammenhang mit diesem Betreuungsangebot sind zu dokumentieren und bei der Evaluation zu berücksichtigen.«[28]

Wenn Sie die Vorgaben des MDK lesen, werden Sie feststellen, dass es zwei für uns relevante Punkte gibt:

1. Teil 8 beschreibt die allgemeinen Leistungen zur Betreuung.
2. Teil 14 beinhaltet die Vorgaben für die Betreuung von demenziell veränderten Menschen.

4.5.1 DI-ABBA und die allgemeinen Leistungen zur Betreuung

»8 Betreuung

8.1a Werden im Rahmen der Betreuung Gruppenangebote gemacht?

Ausfüllanleitung zu 8.1a:

Das Kriterium ist erfüllt, wenn die stationäre Pflegeeinrichtung Gruppenangebote konzeptionell plant und regelmäßig anbietet; regelmäßig bedeutet an mindestens fünf von sieben Wochentagen. Der Nachweis dieses Kriteriums wird anhand von Plänen zu Gruppenangeboten der letzten drei Monate erbracht.«[29]

Gruppenangebote sind eine Herausforderung in der Dokumentation, schließlich haben Sie als Betreuungskraft ja nicht nur die Beobachterrolle, sondern machen auch das Angebot. Sie müssen unterschiedlichen Personen

---

28 https://www.ein-step.de/haeufige-fragen/ [Zugriff am 1.11.2017]

29 Vgl. MDS & GKV 2017

mit unterschiedlichen Fähigkeiten und individuellen Interessen gerecht werden. Wichtig ist, dass Sie in Bezug auf die Gruppe nur bei demenziell veränderten Menschen eine Dokumentation im Berichteblatt durchführen.

Trotzdem werden Gruppenangebote in der persönlichen Dokumentation nicht anders als Angebote der Einzelbetreuung dokumentiert. Man kann in der Dokumentation keine Pauschalaussage über die Gruppe machen.

Hinweis

Personen, die kognitiv fit sind und selbstständig entscheiden, ob sie an einem Angebot teilnehmen oder nicht, sind auch selbstständig in der Lage, ihr Wohlbefinden durch das Durchsetzen ihrer Interessen zu stärken.

Aus der Dokumentation sollte hervorgehen, um welche Angebotsform es sich handelt. Dazu reicht meist die Bezeichnung des Angebots, es sei denn, dass Doppelnennungen möglich sind.
Zusätzlich geht es aus dem Wochenplan hervor, um welches Angebot es sich konkret handelt. Sinnvoll ist es daher, dass Sie stets die in der Pflegeeinrichtung vertrauten Angebotsbezeichnungen verwenden.

»8.1b Werden im Rahmen der Betreuung Angebote für Bewohner gemacht, die nicht an Gruppenangeboten teilnehmen können.
Ausfüllanleitung zu 8.1b:
Das Kriterium ist erfüllt, wenn die stationäre Pflegeeinrichtung für Bewohner, die aufgrund kognitiver Defizite, Einschränkungen in der Mobilität oder anderer Handicaps nicht an Gruppenangeboten teilnehmen können, an mindestens drei von sieben Tagen Angebote für diese Bewohnergruppe plant und anbietet. Dies wird anhand der Konzeption und der Angebotsplanung überprüft. Es ist nicht ausreichend, nur persönliche Gedenktage zu berücksichtigen und Unterstützung bei persönlichen Anliegen zu geben.«[30]

Die meisten Betreuungskunden, die nicht an Gruppenangeboten teilnehmen, sind bettlägerig oder aufgrund von Verhaltensstörungen dazu nicht in

30 Ebd.

der Lage. Auch Menschen, die an Depressionen leiden, fehlt oft die Motivation, an Gruppenangeboten teilzunehmen. Dann gibt es zudem Menschen, die sich in einer Gruppe unwohl fühlen. Die Alternative zum Gruppenangebot ist das Einzelangebot.

Hinweis

Zusätzliche Betreuung wirkt zum Teil durch die Beziehung zwischen Bewohner und Betreuungskraft. Menschen, die im Sozialkontakt schwierig sind und Auffälligkeiten zeigen, haben häufig Probleme mit Gruppenangeboten. Oft stellen sie auch in der Einzelbetreuung eine Herausforderung für die Betreuungskräfte dar.

Bedenken Sie dabei: Ein Bewohner kann sich nicht aussuchen, dass gerade Sie ihn betreuen – und umgekehrt. Als Betreuungskraft müssen Sie also sehr feinfühlig agieren. Wenn es zu Schwierigkeiten kommt, beachten Sie bitte: Der Bewohner meint eher nicht Sie persönlich, sondern Sie in Ihrer Rolle als Betreuungskraft. Sprechen Sie in solchen Situationen mit Ihren Kollegen und überlegen sie gemeinsam, wie sie die Situation positiver gestalten können:

- Wie empfinden Sie die Situation?
- Welche Möglichkeiten haben sie schon gefunden?
- Würde sich ein Gespräch mit Angehörigen des Bewohners lohnen?
- Gibt es Hinweise auf Vorlieben, Abneigungen, biografische Prägungen des Bewohners?
- Was sagen die Pflegekräfte?

»8.1c Gibt es Aktivitäten zur Kontaktaufnahmen/Kontaktpflege mit dem öffentlichen Gemeinwesen?

Ausfüllanleitung zu 8.1c:

Die Frage ist mit ›ja‹ zu beantworten, wenn die stationäre Pflegeeinrichtung regelmäßige und geplante Kontakte zu Vereinen, Kirchengemeinden und Organisationen im Ort pflegt, die dem Ziel dienen, für die Bewohner mehr soziale Kontakte herzustellen und ihnen eine Teilhabe am Leben in der

Gemeinschaft innerhalb und außerhalb der stationären Pflegeeinrichtung zu ermöglichen.«[31]

Das soziale Leben außerhalb der Pflegeeinrichtung ist für Bewohner sehr wichtig, weil es häufig der einzige Kontakt außerhalb des »Heimlebens« ist. Durch Berührungspunkte mit Menschen, Einrichtungen und Aktionen außerhalb der Pflegeeinrichtung haben die Bewohner die Chance, andere Dinge zu erleben und zu erfahren. Das ist sowohl zwischenmenschlich wie kognitiv sehr wichtig für die Bewohner.

»8.1d Gibt es Maßnahmen zur Förderung der Kontaktpflege zu den Angehörigen

Ausfüllanleitung zu 8.1d:

Das Kriterium ist erfüllt, wenn die stationäre Pflegeeinrichtung die Kontaktpflege zu Angehörigen und Bezugspersonen plant und diese regelmäßig in die Betreuung, Versorgung und Pflege der Bewohner einbezieht bzw. einzubeziehen versucht.

Der Nachweis wird durch die Konzeption sowie durch andere geeignete Nachweise (z. B. durch Einladungsschreiben, Aushänge, Informationsschreiben) erbracht. Sofern Zweifel an der Beurteilung des Kriteriums bestehen, werden ergänzende Informationen des Pflegepersonals eingeholt.«[32]

Der Kontaktförderung zu den jeweiligen Angehörigen dient dazu, die Begegnungen zwischen Pflegebedürftigen und Angehörigen nicht einreißen zu lassen, zur Kontaktpflege zwischen Einrichtung und Angehörigen sowie dem Erfahrungsaustausch untereinander.

Beispiel – Gemeinsamer Kaffeeklatsch

Einmal im Monat werden alle Angehörigen zu einem gemeinsamen Kaffeetrinken in die Einrichtung eingeladen. An diesem Samstag bekommt Herr L. das erste Mal seit langem wieder Besuch von seinem Sohn. Herr L. ist schon Stunden vorher sehr aufgeregt, was sich auch auf seine Motorik auswirkt. Er stolpert viel und droht zu stürzen.

---

31 Ebd.

32 Ebd.

Dokumentation mit DI-ABBA

Angebot: Gemeinsames Angehörigen-Kaffeetrinken, Herr L. bekommt Besuch von seinem Sohn.

Beobachtung: Herr L. läuft Stunden vorher herum, stolpert häufig und droht zu stürzen.

Bewertung: Herr L. ist durch den bevorstehenden Besuch sichtlich aufgewühlt und nervös.

Aktion: Herrn L. wird eine zusätzliche Einzelbetreuung (»Gehirnjogging«) angeboten, um ihn abzulenken und die Sturzgefahr zu mindern.

Dokumentation im Berichteblatt

Im Kontext des gemeinsamen Kaffeetrinkens mit Angehörigen erwartet Herr L. Besuch von seinem Sohn. Er ist im Vorfeld aufgeregt und läuft viel umher. Dabei stolpert er häufig und droht zu stürzen, er wirkt nervös und aufgewühlt. Er bekommt eine zusätzliche Einzelbetreuung (»Gehirnjogging«), um ihn abzulenken und die Sturzgefahr zu mindern.

»8.2 Werden diese Angebote den Bewohnern in geeigneter Weise zur Kenntnis gebracht?

Erläuterung zur Prüffrage 8.2:

Die Form der Information ist individuell auf den Bewohner abzustimmen. Geeignete Formen sind u. a. Aushang, persönliche Information, Hauszeitung, sonstige Informationssysteme.«[33]

Die Informationsweitergabe an die Bewohner ist sehr wichtig, damit sie sich auf bevorstehende Angebote einstellen, diese einplanen und ggf. freuen können. Dabei muss natürlich bedacht werden, dass etwa immobile Bewohner Mitteilungen am Schwarzen Brett nicht lesen können. Das bedeutet, dass die Informationsweitergabe auf mehreren Ebenen erfolgen muss. Kognitiv eingeschränkte Bewohner benötigen zudem häufig auch Erinnerungen, um die Informationen wieder parat zu haben.

---

33 Ebd.

»8.3 Sind die Angebote der Betreuung auf die Bewohnergruppen und deren Bedürfnisse ausgerichtet?

Ausfüllanleitung zu 8.3:

Die Frage ist mit ›ja‹ zu beantworten, wenn die Angebote der Betreuung auf die Bewohnergruppen und deren Bedürfnisse und Fähigkeiten ausgerichtet sind, z. B. zielgruppenspezifische Angebote für besondere Personengruppen (z. B. kultur-, religions-, geschlechts-, altersspezifisch). Das Kriterium wird anhand einer entsprechenden Konzeption, die differenzierte Angebote für unterschiedliche Zielgruppen enthält, geprüft. Sofern Zweifel an der Beurteilung des Kriteriums bestehen, werden ergänzend das Pflegepersonal und die Bewohner befragt.«[34]

Die Berücksichtigung der Bedürfnisse ist das A und O der Sozialen Betreuung. Je nach Gesundheits-, Mobilitäts- oder Kognitionszustand müssen die Angebote auf die Bewohner zugeschnitten sein. Nichts kann für sie frustrierender sein, als bei einem an sich willkommenen Angebot über- oder unterfordert zu sein. Auch die Zusammenstellung der Teilnehmer bei Gruppenangeboten muss daher immer gut überdacht werden.

»8.5 Besitzt der für die Betreuung der gerontopsychiatrisch beeinträchtigten Bewohner zuständige Mitarbeiter spezielle Kenntnisse (Fort- und/oder Weiterbildung)? Wenn ja, welche?

Erläuterung zur Prüffrage 8.5:

Die Frage ist mit ›ja‹ zu beantworten, wenn die betreffenden Mitarbeiter über eine fachspezifische Ausbildung verfügen oder entsprechende Schulungsmaßnahmen nachweisen können (z. B. in Validation, Biografie- und Erinnerungsarbeit).

Die Frage ist mit ›t. n. z.‹ zu beantworten, wenn in der stationären Pflegeeinrichtung keine Bewohner mit gerontopsychiatrischen Beeinträchtigungen leben.«[35]

Die Angebote der Sozialen Betreuung sollten sinnvollerweise auf die speziellen Kenntnisse der Mitarbeiter abgestimmt sein. Es macht z. B. wenig Sinn, einen Mitarbeiter mit einem Bewegungstraining zu betrauen, wenn dieser von den

---

34 Ebd.

35 Ebd.

physischen Voraussetzungen und Belangen der Teilnehmer sowie von Motorik und der richtigen Anleitung von Bewegungsübungen keine Ahnung hat.

»8.9 Wird die Eingewöhnung der Bewohner in die stationäre Pflegeeinrichtungen systemisch begleitet?[36]

Ein systemischer Aufbau der Eingewöhnungsphase erfolgt durch die Planung bestimmten Maßnahmen in der Eingewöhnung. Dazu gehören z. B. eine Führung durch die Einrichtung, dass Vorstellen der Angestellten, das Einrichten des Zimmers. Gewöhnung an die Tagesabläufe und das Kennenlernen der anderen Bewohner der Einrichtung. Dabei ist es wichtig auch hier, die Angebote und die Planung an das Befinden des Bewohners.«[37]

So individuell wie jeder Mensch ist, muss auch seitens der Einrichtung geschaut werden, was der jeweilig neue Bewohner zur Eingewöhnung benötigt. Für Sie als Betreuungskraft bietet die Eingewöhnungsphase zudem die Chance, erste gute Kontakte zum neuen Bewohner zu knüpfen. Im Rahmen einer Einzelbetreuung können Sie z. B. einen gemeinsamen Rundgang unternehmen oder dem Bewohner unterschiedliche Tagesangebote vorstellen.

Beispiel – Hausführung

Herr C. ist neuer Bewohner in der Pflegeeinrichtung. Er hat eine leichte Demenz. Zwei Tage nach seinem Einzug macht die Wohnbereichsleiterin mit ihm einen Gang durch Haus, um ihm alle Abteilungen und Bereiche zu zeigen. Er zeigt sich sehr wissbegierig. Nachdem sie seinen Wohnbereich und die angrenzenden Funktionsräume besichtigt haben, wird Herr C. unruhig, wirkt desorientiert und stellt keine Fragen mehr.

Dokumentation mit DI-ABBA

Angebot: Besichtigung des Heims mit Wohnbereichsleiterin.

Beobachtung: Herr C. stellt Fragen, wird aber nach einer Weile (nur Wohnbereich A wurde besichtigt) unruhig und kann sich nicht mehr gut zurechtfinden.

---

36 Ebd.

37 Ebd.

Bewertung: Herr C. scheint durch eine »große« Hausführung überfordert zu sein.

Aktion: Die Führung wird abgebrochen. Herrn C. wird angeboten, das Haus nach und nach in mehreren Etappen kennenzulernen

Dokumentation im Berichteblatt

Während der Hausbesichtigung mit der Wohnbereichsleiterin stellt Herr C. anfangs einige Fragen. Später – Wohnbereich A ist erst besichtigt – wird er unruhig und findet sich nicht mehr gut zurecht. Die Wohnbereichsleiterin vermutet eine Überforderung und bricht die Besichtigung ab, indem sie Herrn C. anbietet, das Haus in mehreren Etappen kennenzulernen.

»8.9a Gibt es Hilfestellungen zur Eingewöhnung in die stationäre Pflegeeinrichtung?[38]

Ob die Hilfen zur Eingewöhnung funktionieren, kann mit DI-ABBA überprüft und, wenn nötig, angepasst werden.«

Beispiel – Heimeinzug

Frau L. ist neu in das Pflegeheim eingezogen. Sie wird ihrer Zimmernachbarin vorgestellt. Beide verstehen sich auf Anhieb. Weil das so ist, wird überlegt, die beiden Damen bei den Mahlzeiten an einen Tisch zu setzen.

Dokumentation mit DI-ABBA

Angebot: Einzelbetreuung Frau L. wurde Zimmernachbarin vorgestellt.

Beobachtung: Frau L. und Zimmernachbarin unterhalten sich sofort angeregt.

Bewertung: Frau L. fühlt sich bei der Zimmernachbarin wohl

Aktion: Frau L. und die Zimmernachbarin werden gefragt, ob sie auch bei den Mahlzeiten zusammensitzen möchten

[38] Ebd.

Dokumentation im Berichteblatt

In der Einzelbetreuung wurde Frau L. ihrer Zimmernachbarin vorgestellt. Die beiden Damen unterhielten sich sofort sehr angeregt. Frau L. fühlte sich offensichtlich wohl. Sie und die Zimmernachbarin wurden gefragt, ob sie bei den Mahlzeiten an einem Tisch sitzen möchten.

Beispiel – Einzelbetreuung bettlägeriger Bewohnerin

Frau M. ist bettlägerig. Sie ist vor kurzem ins Pflegeheim gezogen und verweigert alle Maßnahmen, seien sie pflegerischer Art oder aus der Sozialen Betreuung. Ihre Angehörigen, besonders ihre Töchter, möchte sie nicht sehen, da Frau M. sie für ihren Heimeinzug verantwortlich macht. Mit Frau M. und ihren Angehörigen wird das Gespräch gesucht, um Möglichkeiten zu finden, ihr die Eingewöhnung zu erleichtern.

Dokumentation mit DI-ABBA

Angebot: Einzelgespräch, um Frau M. die Angebote der Einrichtung zu erläutern.

Beobachtung: Frau M. lehnt jedes Angebot ab und möchte nicht gestört werden. Sie möchte auch ihre Töchter nicht sehen.

Bewertung: Frau M. ist mit ihrer Lebenssituation unzufrieden. Sie hat Heimeinzug noch nicht verarbeitet.

Aktion: Gespräch mit Frau M. und Angehörigen führen, um Maßnahmen zur Eingewöhnung zu finden.

Dokumentation im Berichteblatt

Einzelgespräch mit Frau M geführt, dabei wird ihre Unzufriedenheit offenbar. Jegliche Angebote sowie der Kontakt zu Angehörigen werden von ihr abgelehnt. Weitere Gespräche mit Frau M. und ihren Angehörigen sind geplant, um zu ergründen, wie ihr die Eingewöhnung erleichtert werden kann.

»8.9b Erfolgt eine regelhafte Überprüfung und ggf. Anpassung der Angebote zur Eingewöhnung durch die stationäre Pflegeeinrichtung?«[39]

[39] Ebd.

Bei der Dokumentation mit DI-ABBA ist die regelhafte Überprüfung und die eventuelle, notwendige Anpassung der Angebote ein festes Ziel. Genau deshalb eignet sich DI-ABBA auch für die regelhafte Überprüfung und Anpassung der Angebote zur Eingewöhnung. Der Bestandteil »Aktion« aus DI-ABBA ermöglicht es Ihnen, jedes Angebot fortlaufend anzupassen bzw. zu verbessern.

Hinweis

Bei der regelhaften Überprüfung der Dokumentation ist es wichtig, die Phase der Eingewöhnung bewusst in mehrere Abschnitte einzuteilen. So geht es in der ersten Woche z. B. ums Ankommen, in der zweiten und dritten Woche ums Eingewöhnen. Erst ab der vierten Woche sollten Sie regelmäßige Angebote etablieren.

Wenn Sie die Eingewöhnungsphase aufteilen, können Sie aus der Dokumentation immer ersehen, ob sich durch die flexible Anpassung der Aktionen schon etwas verbessert hat, sofern das notwendig sein sollte. Gleichzeitig können Sie auch erkennen, ob größere Veränderungen notwendig sind, z. B. ein ganz neues Angebot. Solche Prozesse müssen Sie dann im Team diskutieren. Mit Ihrer Dokumentation nach DI-ABBA können Sie transparent aufzeigen, was Sie geleistet, ggf. angepasst haben und welche Reaktionen Sie damit erreicht haben.

»8.10 Gibt es konzeptionelle Aussagen zur Sterbebegleitung[40]
Ausfüllanleitung zu 8.10:
Konzeptionelle Aussagen zur Sterbebegleitung müssen über folgende Mindestinhalte verfügen:

- Absprachen des Bewohners mit der stationären Pflegeeinrichtung über Wünsche und Vorstellungen zur letzten Lebensphase und zum Verfahren nach dem Tod
- Die Vermittlung einer psychologischen oder seelsorgerischen Sterbebegleitung (z. B. über einen Hospizdienst)«[41]

---

[40] Ebd.
[41] Ebd.

In der Sterbephase kann es einen Zeitraum geben, in dem sich der Sterbende nicht mehr verbal ausdrücken kann. Auch in dieser Phase sind Sie auf Ihre Beobachtungsgabe und Ihre Einschätzung angewiesen. Daher eignet sich DI-ABBA auch, um die letzte Phase des Lebens zu dokumentieren. Ab einem bestimmten Zeitpunkt der Sterbephase gibt es allerdings kaum noch sichtbaren Reaktionen, die sich für eine Einschätzung eignen.

Beispiel – Sterben

Herr R. lebt seit 18 Jahren im Pflegeheim. Vor vier Tagen hat bei ihm der Sterbeprozess begonnen. Er ist nicht mehr ansprechbar und dämmert dahin.

Herr R. hat keine Angehörigen und gehört keiner Religion an. Aus der Biografie wie auch aus den früheren Gewohnheiten ist bekannt, dass Herr R. Hunde und den Wald sehr gern mag. Die Betreuungskraft liest ihm daher Geschichten von Hunden laut vor, um ihm zu zeigen, dass er nicht allein ist. Herr R. hat gelegentliche Atemaussetzer. Augenscheinlich ist durch das Betreuungsangebot keine Veränderung in seinem Befinden zu erkennen. Der Hospizdienst wird informiert.

Dokumentation mit DI-ABBA

Angebot: Vorlesen als Palliativangebot

Beobachtung: Herr R. liegt ruhig in seinem Bett. Es ist keine Reaktion auf das Angebot festzustellen.

Bewertung: Der Sterbeprozess scheint bei Herrn R. so weit fortgeschritten zu sein, dass ihm keine Reaktionen möglich sind.

Aktion: Herr R. wird weiterhin palliativ nach Plan versorgt. Der Hospizdienst wird informiert.

Dokumentation im Berichteblatt

Palliativangebot Vorlesen. Herr R. liegt dabei ruhig in seinem Bett ohne sichtbare Reaktion zu zeigen. Offensichtlich ist der Sterbeprozess schon fortgeschritten. Der Hospizdienst wird informiert.

4.5.2 DI-ABBA und die Betreuung von Menschen mit Demenz

In Teil 14 fragen die Qualitätsprüfungs-Richtlinien des MDS eine Reihe von Kriterien ab, die sich mit Menschen mit Demenz befassen. Gemeint sind damit Menschen, bei denen »demenzbedingte kognitive und/oder kommunikative Einschränkungen vorliegen«.[42]

»14.1 Orientierung und Kommunikation

a. sinnvolle Gespräche möglich
b. nonverbale Kommunikation möglich
c. Orientierung in allen Qualitäten vorhanden.«[43]

»14.2 Wird bei Bewohnern mit Demenz die Biografie des Bewohners beachtet und bei Pflege und Betreuung berücksichtigt?

Ausfüllanleitung zu 14.2:

Das Kriterium ist erfüllt, wenn die Pflege und Betreuung auf der Grundlage relevanter Biografieangaben des Bewohners erfolgt. Dazu gehören insbesondere Informationen zu Gewohnheiten und Vorlieben (z. B. Weckrituale, die Berücksichtigung von Vorlieben bei den Mahlzeiten und Schlafgewohnheiten). Weitere relevante Biografieangaben können sich aus folgenden Bereichen ergeben: Bildung und Beruf, Freizeit und Familie sowie besondere Lebensereignisse.

Diese Frage ist mit ›ja‹ zu beantworten, wenn

- aus der Dokumentation erkennbar ist, dass für die Pflege und Betreuung relevante Biografieangaben berücksichtigt werden,
- die Berücksichtigung der relevanten Biografieangaben im Rahmen der Prüfsituation beobachtet werden kann. Sofern möglich, können die Bewohner ergänzend befragt werden.

Das Kriterium ist auch dann erfüllt, wenn aus der Dokumentation der Maßnahmen ein inhaltlicher Bezug zur Biografie erkennbar ist. Nicht erforderlich ist, dass bei der Dokumentation einzelner Maßnahmen jeweils ein

[42] Ebd.
[43] Ebd.

schriftlicher Begründungszusammenhang zu pflegerelevanten Biografieangaben hergestellt wird.
Sofern Zweifel an der Beurteilung des Kriteriums bestehen, werden ergänzende Informationen des Pflegepersonals eingeholt.«[44]

In der Sozialen Betreuung wird zwischen Biografiearbeit und biografiebezogener Arbeit unterschieden:

- Bei der Biografiearbeit steht die Biografie des Bewohners im Vordergrund und genießt höchste Aufmerksamkeit. Beispiel: ein Bewohner erzählt aus seinem Leben.
- Bei biografiebezogener Arbeit erfolgt der biografische Bezug eher beiläufig. Beispiel: Sie unterhalten sich mit dem Bewohner über ein Thema aus der Tageszeitung. Das erinnert den Bewohner an ein bestimmtes Erlebnis. So erhält Ihr Angebot »Lesen der Tageszeitung« einen biografischen Bezug. Beinhaltet das Angebot einen biografischen Bezug, sollten sie dies beschreiben.

Beispiel – Vorlesestunde

Während der Vorlesestunde wird die Geschichte »Der Schulbus« gelesen. Herr M. erinnert sich traurig an seine Kindheit und an einen schweren Unfall, den er in einem Schulbus miterlebt hat. Er wurde dabei schwer verletzt und erlitt einen Arm- und Beinbruch.

Dokumentation mit DI-ABBA

Angebot: Biografiebezogenes Angebot: Vorlesen der Geschichte »Der Schulbus«

Beobachtung: Herr M. erzählt, dass er im Schulbus einen schweren Unfall und sich dabei den rechten Arm und das rechte Bein gebrochen hatte.

Bewertung: Herr M. wird durch die Geschichte an ein schwieriges biografisches Erlebnis erinnert.

Aktion: Angebote zum Thema »Bus« werden bei Herrn M. vermieden. Der Unfall wird im Biografiebogen notiert.

---

44 Ebd.

Dokumentation im Berichteblatt

Eine Geschichte über einen gelben Schulbus aus den USA wird vorgelesen; danach wird über die Schulzeit gesprochen. Herr M erzählte, dass er als Schüler im Schulbus einen sehr schlimmen Unfall hatte und seitdem nicht mehr Bus gefahren ist. Er erzählt von seiner Zeit im Krankenhaus und dass er sich seinen rechten Arm und das rechte Bein brach. In der Einrichtung, in der Herr M. lebt, war dieses Ereignis nicht bekannt. Das Thema »Bus« wird im Beisein von Herrn M. künftig vermieden und es erfolgt ein Nachtrag im Biografiebogen.

Erfahren Sie während eines Angebots eine neue biografische Information, die so wichtig für einen Bewohner ist, sollte das auch im Biografiebogen erfasst werden. Bei der Erarbeitung der entbürokratisierten Pflegedokumentation wurde ein eigener Biografiebogen als nicht mehr nötig angesehen, weil alle Angaben in der Strukturierten Informationssammlung (SIS®) enthalten sind. Aber: »Die Entscheidung über den Einsatz von biografischen Angaben in einem gesonderten Formular ist … ins Ermessen der Einrichtung gestellt.«[45]

»14.3 Werden bei Bewohnern mit Demenz Angehörige und Bezugspersonen in die Planung der Pflege und Betreuung einbezogen?

Ausfüllanleitung zu 14.3:

Die Einbeziehung von Angehörigen oder Bezugspersonen in die Planung der Pflege und Betreuung ist erforderlich, wenn Menschen mit Demenz aufgrund ihrer kognitiven Einschränkungen nicht mehr in der Lage sind, Auskünfte über Vorlieben, Gewohnheiten, Wünsche und ggf. Abneigungen im Zusammenhang mit der Gestaltung der Pflege und der Betreuung zu geben. Bei diesen Bewohnern können oftmals nur Angehörige oder Freunde entsprechende Hinweise geben.

Die Frage ist mit ›ja‹ zu beantworten, wenn bei Menschen mit Demenz aus der Pflegedokumentation ersichtlich ist, dass Angehörige oder andere Bezugspersonen in die Planung der Pflege und Betreuung einbezogen wurden. Sofern Zweifel an der Beurteilung des Kriteriums bestehen, werden ergänzend das Pflegepersonal und ggf. die Bewohner befragt.«[46]

---

45 »Wo werden biografische Informationen zur pflegebedürftigen Person im Strukturmodell dokumentiert? Im Internet: https://www.ein-step.de/haeufige-fragen/[Zugriff am 1.11.2017]

46 Vgl. MDS & GKV 2017

Die Einbeziehung von Angehörigen und Bezugspersonen ist enorm wichtig. Sie sind in der Regel die Personen, die den Bewohner am besten kennen und denen er am meisten vertraut. Daher ist ein guter Kontakt zu den An- oder Zugehörigen von großem Vorteil.

Beispiel – Angst vor Männern

Bei der an Demenz erkrankten Frau I. war aufgefallen, dass sie die Versorgung und Betreuung durch männliche Pflege- oder Betreuungskräfte ängstigt. Daraufhin findet ein Gespräch mit ihrer Tochter statt. Diese erzählt, dass Frau I. aufgrund eines Ereignisses während des Zweiten Weltkriegs im Umgang mit fremden Männern traumatisiert ist.

Die Dokumentation mit DI-ABBA

Angebot: Einzelgespräch mit der Tochter der an Demenz erkrankten Frau I., da Frau I. bei der Betreuung durch Männer oft ängstlich reagiert.

Beobachtung: Die Tochter von Frau I. erklärt, dass ihre Mutter Angst vor fremden Männern habe. Ein Erlebnis in der Kriegszeit ist dafür ausschlaggebend.

Bewertung: Diese biografische Begebenheit erklärt die Angst von Frau I.

Aktion: Bei der Betreuung von Frau I. werden künftig keine männlichen Kräfte mehr eingesetzt.

Dokumentation im Berichteblatt

Frau I. reagiert ängstlich auf männliche Betreuungskräfte. Da sie selbst dazu keine Angaben machen kann, wird die Tochter zum Gespräch gebeten. Sie erklärt, dass sich die Angst ihrer Mutter vor fremden Männern in einem Erlebnis während der Kriegszeit begründet. Diese biografischen Daten werden aufgenommen – es werden bei Frau I. keine männlichen Betreuungskräfte eingesetzt.

»14.4 Wird bei Bewohnern mit Demenz die Selbstbestimmung bei der Pflege und Betreuung berücksichtigt?

Ausfüllanleitung zu 14.4:

Auch Bewohner mit Demenz haben ein Recht, bei der Ausgestaltung der Pflege und Betreuung aktiv mit zu entscheiden, auch wenn sie dies nur durch ihr Verhalten zum Ausdruck bringen können. Dies bedeutet auch, dass Bewohner im Rahmen ihres Selbstbestimmungsrechtes Maßnahmen ablehnen können, selbst wenn diese fachlich geboten sind.

Diese Frage ist mit ›ja‹ zu beantworten, wenn aus der Pflegedokumentation erkennbar ist, dass die Selbstbestimmung bei der Pflege und Betreuung berücksichtigt wird.

Sofern in der Pflegedokumentation keine aussagekräftigen Informationen enthalten sind, werden ergänzende Informationen des Pflegepersonals eingeholt. Sofern möglich, können die Bewohner dazu befragt werden.«[47]

Die Selbstbestimmung jedes Bewohners ist unbedingt zu gewährleisten, sofern das möglich ist. Niemand sollte gegen seinen Willen zu Dingen genötigt werden, die er ablehnt. Bei demenziell veränderten Menschen, die sich nicht mehr eindeutig äußern können, sollte in Gesprächen mit den An- oder Zugehörigen versucht werden, herauszufinden, was der mutmaßliche Wille des Betroffenen wäre. Auch Mimik und Gestik lassen hier Rückschlüsse zu.

Beispiel – Kartenspiel

In einer großen Einrichtung gibt es jeden Donnerstag eine Kartenspiele-Runde. Auf den fünf Wohnbereichen werden dabei unterschiedliche Spielmöglichkeiten angeboten. Auf dem Wohnbereich 1 trifft sich die Skatrunde. Im geschützten Bereich des Wohnbereichs 2 wird Mau-Mau gespielt. Auf den anderen Wohnbereichen werden je nach Tagesform unterschiedliche Spiele angeboten. Ehrenamtliche aus der Stadt unterstützen an diesem Tag die Betreuungskräfte.

▶▶

47 Ebd.

> Herr B., ein leicht demenziell veränderter Bewohner, spielt mit den anderen Bewohnern im geschützten Bereich Mau-Mau. Er ist beim Spielen stark unterfordert und schimpft mit den anderen Bewohnern der Einrichtung. Er hat keine Geduld mit seinen Mitspielern. Schließlich schmeißt er sein Kartenspiel hin und will die Runde verlassen. Die Betreuungskraft bittet eine der Ehrenamtlichen, mit Herrn B. allein zu spielen. Anschließend spricht sie beruhigend mit dem Bewohner und bietet ihm ein Spiel in der neuen Konstellation an. Herr B akzeptiert und spielt schließlich zufrieden mit der ehrenamtlichen Mitarbeiterin.

Dokumentation mit DI-ABBA

Angebot: Kartenspiel Mau-Mau mit demenzbetroffenen Bewohnern.

Beobachtung: Herr B. schimpft mit den anderen Teilnehmern, schmeißt sein Kartenspiel weg und verweigert das Mitspielen.

Bewertung: Herr B. kann die Bedürfnisse der anderen Teilnehmer nicht berücksichtigen und reagiert aufbrausend und wütend.

Aktion: Herr B. wird ein separates Spiel mit einer Ehrenamtlichen angeboten, das er gerne annimmt. Dabei beruhigt er sich und spielt in Ruhe.

Dokumentation im Berichteblatt

Kartenspiel Mau-Mau. Herr B schimpft die anderen Teilnehmern, schmeißt sein Kartenspiel weg und verweigert das weitere Spiel. Er ist ungeduldig mit den anderen – seiner Meinung nach langsamen – Teilnehmern und wird wütend. Eine Ehrenamtliche spielt daraufhin allein mit ihm Mau-Mau, was ihn beruhigt.

Man kann darüber diskutieren, ab wann eine Dokumentation notwendig oder sinnvoll ist. Dieses Beispiel wurde gewählt, weil sicher einige Betreuungskräfte Erfahrungen mit ungeduldigen Bewohnern haben. Mit ungeduldigen Menschen umzugehen stellt oft eine Herausforderung dar. Daher ist es sinnvoll, zu dokumentieren, dass Sie einer Person und ihren Bedürfnissen gerecht geworden sind. Das Bedürfnis auf Selbstbestimmung – in diesem Fall nicht mit den langsamen Mitspielern spielen zu wollen – wird beachtet und eine Alternative geboten.

Hinweis

Entscheiden Sie sich, ein Ereignis zu dokumentieren, sollten die Zusammenhänge immer verständlich sein.

Anhand dieses Beispiels möchte ich zusätzlich ein paar Worte in Sachen »Transparenz« anschließen. Wird ein Angebot auf dem Wochenplan mit »Wir spielen Karten« oder »Gemeinsames Kartenspiel« betitelt, kann damit vieles gemeint sein: Es geht um Kartenspiele – aber davon gibt es so einige wie etwa Rommé, Canasta, Mau-Mau, Schwarzer Peter, Quartett oder Skat. Diese Kartenspiele variieren im Schwierigkeitsgrad aber auch bei der Teilnehmerzahl.

Beziehen Sie sich bei der Dokumentation auf den Titel vom Wochenplan, muss sofort ersichtlich sein, welches Angebot Sie gemeint haben. So kann es z. B. sein, dass es in großen Einrichtungen zur gleichen Zeit ähnliche Angebote gibt – für die geistig noch sehr Fitten eine Skatrunde und eine gemischte Gruppe, die Mau-Mau spielt. Dokumentieren Sie nun lediglich »Kartenspielen«, geht daraus nicht hervor, was genau gespielt wurde. Geht es dann bei der Dokumentation um die geistige Eignung des Bewohners, ist es sinnvoll, zu schreiben, welches Spiel gemeint ist. Erst das lässt einen Rückschluss auf den Schwierigkeitsgrad zu.

Tipp

Passen Sie in der Dokumentation Ihre Formulierung und Wortwahl an Ihre Einrichtung an. Schreiben Sie stets klar und eindeutig, um welches Angebot es sich handelt.

»14.5 Werden Bewohnern mit Demenz geeignete Freizeit/Beschäftigungsmöglichkeiten gemacht?

Ausfüllanleitung zu 14.5:

Bei demenzkranken Bewohnern werden deren Bedürfnissen ansprechende Angebote wie z. B. Spaziergänge, Ausflüge, Bewegungsübungen, Singen, Vorlesen, Snoezelen, 10-Minuten-Aktivierung, Einsatz von Tieren oder

auch Besuche von Veranstaltungen außerhalb der stationären Pflegeeinrichtung gemacht.
Die Frage ist mit ›ja‹ zu beantworten, wenn aus der Pflegedokumentation oder anderen geeigneten Dokumenten klar hervorgeht, dass entsprechende Angebote durchgeführt wurden.
Sofern Zweifel an der Beurteilung des Kriteriums bestehen, werden ergänzende Informationen des Pflegepersonals eingeholt.
Sofern möglich, kann dies auch durch Befragung der Bewohner oder teilnehmende Beobachtung bestätigt werden.«[48]

Es ist eine große Herausforderung für jede Betreuungskraft, geeignete Betreuungsmöglichkeiten für Demenzbetroffene zu erkennen. Besonders wichtig ist dabei, dass Sie sich auf die demenziell veränderte Person einlassen. Etwas, was für Sie logisch und nachvollziehbar ist, kann für einen demenziell veränderten Menschen nicht mehr nachvollziehbar sein. Es ist tatsächlich oft so, dass Sie das Verhalten und die Bedürfnisse demenziell veränderter Menschen nicht mehr nachvollziehen können.

Manchmal ist auch die Tagesform eines Bewohners so unterschiedlich, dass er ein Angebot mal ablehnt und mal annimmt. Es ist daher auch sehr sinnvoll, dass Sie den Bewohnern Möglichkeiten zur Verfügung stellen, mit denen sie sich selbst beschäftigen können.

Beispiel – Bingo

Sie spielen mit Frau S. ein Karten-Bingo, bei dem Bilder auf die einzelnen Bilder auf der Bingoplatte gelegt werden. Normalerweise werden die Karten verdeckt gespielt und sollen das Gedächtnis trainieren. Mit Frau S. spielen Sie das Spiel aber so, dass die Karten aufgedeckt liegen. Sie zeigen ihr, was sich auf den Karten befindet und besprechen mit ihr, was sich auf den Karten befindet. Frau S. schaut bewusst auf die Karten und auch auf die Bingo-Vorlage. Manchmal stellt sie fest, dass sich auf der ausgewählten Karte das gleiche Bild befindet wie auf der Bingo-Vorlage.

[48] Ebd.

Die Regeln müssen nicht ständig erklärt werden, und Frau S. nimmt die ganze Zeit an dem Angebot aktiv teil. Sie ist motiviert und wählt immer wieder Karten aus. Sonst reagiert sie bei Überforderung aufbrausend und gereizt. Weil Sie mit ihr das Spielen nach eigenen Regeln spielen, ist sie nicht überfordert.

Dokumentation mit DI-ABBA

Angebot: Bingo mit Motivkarten

Beobachtung: Frau S. wählt selbstständig die Karten aus und schaut sie an.

Bewertung: Frau S. spielt nach eigenen Regeln aktiv mit. So wird das Spiel ihren Interessen und Fähigkeiten gerecht. Frau S. hat sich die Karten gern angesehen.

Aktion: Mit Frau S wird ein Bilderbuch gestaltet, das Bilder zeigt, die ihr gefallen. Dieses Album wird ihr zur Selbstbeschäftigung angeboten.

Dokumentation im Berichteblatt

Bingo mit Motivkarten. Frau S. spielt nach ihren eigenen Regeln aktiv mit. Sie hat Karten genommen und angeschaut. Sie hat selbstständig reagiert und benötigte keine Unterstützung. Frau S. hat sich die Karten gerne angesehen. Für Frau S. wird ein Bilderbuch gestaltet, das Bilder zeigt, die ihr gefallen. Das Album wird ihr zur Selbstbeschäftigung angeboten.

Hinweis

Bei diesem Spiel wird das Verhalten von Frau S., also das selbstständige Nehmen der Karten und das bewusste Anschauen so interpretiert, dass sie sich gern Bilder anschaut. Da sie sich damit gern beschäftigen mag, wird eine Aktion geplant, die es ihr ermöglicht, sich mit Bildern selbstständig zu beschäftigen. Extra erwähnt wird, dass es Bilder sein sollen, die Frau S. gefallen. Um zu ermitteln, was das für Bilder sein können, wird die Biografie genutzt.

Der Aktionsteil bietet immer Möglichkeiten, die Angebote zu verbessern. Weitere Möglichkeiten bieten sich z. B., indem Sie die Angehörigen von Frau S. um alte Familienfotos bitten oder ein vorhandenes Bilderbuch nutzen, wenn es zu den Interessen der Bewohnerin passt.

»14.6 Wird das Wohlbefinden von Bewohnern mit Demenz im Pflegealltag beobachtet und dokumentiert und werden daraus ggf. Verbesserungsmaßnahmen abgeleitet?

Ausfüllanleitung zu 14.6:

Bei Bewohnern mit Demenz sind Äußerungen des Wohlbefindens zu beobachten, auch wenn diese nicht verbal erfolgen, z. B. anhand der Mimik, Körperhaltung oder sonstigem Verhalten.

Diese Frage ist mit ›ja‹ zu beantworten, wenn aus der Pflegedokumentation erkennbar ist, dass das Wohlbefinden im Zusammenhang mit der Pflege und Betreuung beobachtet wird. Bei beobachteten Äußerungen des Unwohlseins werden im Rahmen der Einwirkungsmöglichkeiten der stationären Pflegeeinrichtung Maßnahmen eingeleitet.

Sofern möglich, können die Bewohner dazu befragt werden.

Sofern in der Pflegedokumentation keine aussagekräftigen Informationen enthalten sind, kann die Erfüllung des Kriteriums durch eine schlüssige Darlegung der Mitarbeiter nachgewiesen werden. Eine schlüssige Darlegung erfordert den konkreten Bezug zu der jeweiligen Person.

Für die Einschätzung des Wohlbefindens können auch systematische Beobachtungsinstrumente wie z. B. Heidelberger Instrument zur Lebensqualität Demenzkranker (H.I.L.DE.) oder Dementia Care Mapping (DCM) genutzt werden.«[49]

Es ist exakt diese Frage, die zur Entwicklung von DI-ABBA führte, denn genau diese Vorgabe wird mit DI-ABBA erfüllt. Schauen wir uns das in der Praxis daher mit einigen Beispielen an:

---

49 Ebd.

Beispiel – Flow-Erleben »Malen«

In einer gemischten Gruppe wird mit Wasserfarben und Pinsel gemalt. Herr L., ein demenziell veränderter Bewohner, der nicht mehr spricht, malt selbstständig Striche auf das Blatt, das ihm von der Betreuungskraft hingelegt wurde. Er macht nicht bei der allgemeinen Aufgabe mit, sondern malt mit dem Pinsel einfach Linien auf sein Blatt. Dies aber macht er sehr konzentriert, dabei murmelt er Unverständliches. Herr L. malt ca. eine Viertelstunde, legt dann den Pinsel hin und bleibt ruhig sitzen.

Es gibt nun viele Möglichkeiten, wie Sie auf das Verhalten von Herrn L. reagieren können. War das Verhalten der Betreuungskraft richtig, als sie Herrn L. einfach hat malen lassen? Hätte sie besser reagieren können oder einfach nur anders?

Fakt ist, dass jeder Mensch so individuell ist, dass darauf keine Patentantwort gibt. Allerdings sollte aus der Dokumentation hervorgehen, warum die Betreuungskraft so handelte. Eine gute Dokumentation zeigt auch das Ziel des Handelns.

Dokumentation mit DI-ABBA

Angebot: Kreativgruppenangebot Malen mit Pinsel und Wasserfarben.

Beobachtung: Herr L. greift selbstständig zum Pinsel und malt eine Viertelstunde auf seinem Blatt.

Bewertung: Herr L. kann sich selbst beschäftigen und eine selbstgewählte Aufgabe ohne Hilfe durchführen. Herr L. wirkt, als sei er »im Flow«.

Aktion: Herrn L. wird so in die Angebote einbezogen, dass er selbstständig malen kann und nicht auf Hilfe angewiesen ist.

Dokumentation im Berichteblatt

Kreativangebot Malen mit Wasserfarben. Herr L. malt eine Viertelstunde lang selbstständig auf seinem Blatt. Er wirkt, als sei er »im Flow«. Herr L. wird so in die Gruppen einbezogen, dass er selbstständig malen kann.

Hinweis

Ein Beispiel beschreibt immer nur eine von vielen möglichen Aktionen. Es gibt aber viele Möglichkeiten zu reagieren. Weitere Möglichkeiten wären, Herrn L. mal Buntstifte statt der Wasserfarben anzubieten oder ihn anzuleiten, an einer gestellten Aufgabe teilzunehmen. Der Vorteil am Aktionsteil in der Dokumentation ist, dass Sie sich stets fragen: »Wie kann eine Verbesserung des Befindens und eine bedürfnisorientierte Angebotsgestaltung erreicht werden?«

Dieses Beispiel nimmt das Flow-Erleben als Zeichen für das Wohlbefinden. Als Flow-Erleben wird nach dem Psychologen Mihály Csíkszentmihályi das »reflexionsfreie, gänzliche Aufgehen in einer … Tätigkeit [gesehen], die man trotz hoher Beanspruchung noch unter Kontrolle hat. Dieser Zustand wird meist als angenehm erlebt …«[50]

»Flow« bedeutet so viel wie »fließen« bzw. »im Fluss zu sein«. Es versteht sich als das beglückende Gefühl, ganz in eine Aufgabe vertieft zu sein. Das Flow-Erleben ist damit ein Ansatz, den Sie für die Planung von Aktionen nutzen können.

Das Beispiel von Herrn L. zeigt, dass sich ein Verhalten interpretieren bzw. auslegen lässt und dass sich aus der Art der Teilnahme an einen Angebot auch ein Befinden und eine Wirkung beschreiben lässt.

Tipp

Haben Sie den Mut, Rückschlüsse aus dem Verhalten der Bewohner zu ziehen. Sie sind die Person, die Aktionen gestaltet und Sie reagieren auf das Verhalten der Bewohner. Daher ist es wichtig, dass Sie sich auf Ihre Einschätzung verlassen.

---

50 Rheinberg, F.; Vollmeyer, R. & Engeser, S. (2003). Die Erfassung des Flow-Erlebens. In: Stiensmeyer-Pelstrer, J. & Rheinberg, F. (Hrsg.). 2003. Diagnostik von Motivation und Selbstkonzept. Göttingen: Hogrefe, S. 261 f.

Beispiel – Gleichgewichtstraining

Beim Gleichgewichtstraining wird mit Bällen trainiert. Diese sollen geworfen und gefangen werden, um die Hand-Augen-Koordination zu fördern. Die Teilnehmer sollen zudem auf die anderen Teilnehmer reagieren und auf ihre körperlichen Fähigkeiten Rücksicht nehmen. Am Training nehmen nur Personen teil, die gehfähig sind.

Frau S. macht die Angebote wie gewohnt mit. Sowohl das freudige Interesse an den Übungen wie auch ihre körperliche Leistungsfähigkeit sind unverändert. Bei Herrn M. hingegen hat sich die körperliche Verfassung verschlechtert. Sehr oft kann er den Ball nicht fangen oder muss sich beim Werfen das Balls an einem Stuhl festhalten.

Dokumentation mit DI-ABBA (Frau S.)

Angebot: Gleichgewichtstraining mit Ball

Beobachtung: Frau S. führt alle Übungen durch.

Bewertung: Frau S. wirkt ausgeglichen und erfreut. Die Übungen entsprechen ihren Fähigkeiten.

Aktion: Frau S wird weiterhin zum Gleichgewichtstraining eingeladen.

Dokumentation im Berichteblatt

Gleichgewichtstraining mit Ball. Frau S. führt alle Übungen durch und wirkt dabei ausgeglichen und erfreut. Die Übungen entsprechen ihren Fähigkeiten. Frau S. wird weiterhin zum Gleichgewichtstraining eingeladen, um ihre Alltagsroutine zu erhalten.

Hinweis

Es kann sinnvoll sein, manchmal alles so zu belassen wie es ist. Dies ist immer dann sinnvoll, wenn ein Angebot gut funktioniert. Bedenken Sie: Routinen geben Sicherheit. Daher ist es nicht sinnvoll, eine gut strukturierte Alltagsstruktur zu durchbrechen. Andererseits ist es auch manchmal so, dass gerade die Personen, die keine Ansprüche oder Forderungen stellen und in den Angeboten unauffällig sind, zu kurz kommen. Sie müssen daher auch immer auf die Person und ihr Befinden schauen, damit Sie wirklich sicher sein können, dass Sie der Person gerecht werden.

Wie wichtig die Dokumentation in Fällen ist, wo es keine Auffälligkeiten wie bei Frau S. gibt, müssen Sie im Einzelfall und abhängig von der Dokumentationsstruktur Ihrer Einrichtung entscheiden. Wer nach den Vorgaben von SIS® dokumentiert, hat einen festen Plan. Gibt es keine Abweichungen vom Plan, dann kann die Dokumentation von Frau S. im Berichteblatt wegfallen.

Wird von Ihnen in der Dokumentation aber ein Leistungsnachweis erwartet, sollten Sie wie oben geschildert dokumentieren.

Es kann sehr sinnvoll sein, dass alles bleibt wie »gehabt«. Durch Ihre Dokumentation können Sie erklären, warum Sie es für sinnvoll erachtet haben, nichts zu ändern. Sie zeigen, dass Sie bei jeder Dokumentation überprüfen, ob das Angebot für den Bewohner noch geeignet ist oder ob eine Aktion bzw. Änderung notwendig ist.

Dokumentation mit DI-ABBA (Herr M.)

Angebot:	Gleichgewichtstraining mit Ball
Beobachtung:	Herr M hält sich bei den Übungen häufig am Stuhl fest und hat Schwierigkeiten beim Fangen.
Bewertung:	Herr M. hat Probleme, das Gleichgewicht zu halten und alle Übungen auszuführen.
Aktion:	Pflegekraft wird informiert, ob zusätzlich zum Gleichgewichtstraining eventuell noch Physiotherapie eingesetzt werden soll.

Dokumentation im Berichteblatt
Gleichgewichtstraining mit Ball. Herr M. hat sich bei den Übungen häufig am Stuhl festgehalten. Er hat Probleme, das Gleichgewicht zu halten und alle Übungen auszuführen. PK wird informiert, ob zusätzliche Physiotherapie sinnvoll ist.

In diesem Beispiel wird die Ressource der interdisziplinären Zusammenarbeit genutzt. Eine kollegiale Haltung fördert die Zusammenarbeit. Eine gute Kommunikation ist wichtig, um das Wohlbefinden beim Bewohner zu fördern.

Fazit

Der Vorteil der Dokumentation nach DI-ABBA ist, dass Sie dokumentieren, welches Problem genau aufgetreten ist und warum Sie einen Handlungsbedarf sehen. Das hilft Ihnen bei der Argumentation in den Gesprächen mit etwa Pflegekräften, Angehörigen oder Ärzten.

Beispiel – Strickkreis

Im Strickkreis werden Topflappen gestrickt. Diese können dann zu unterschiedlichen Anlässen, wie etwa den Oster- oder Weihnachtsbasaren verkauft werden. Die Gruppe besteht aus elf Damen, die alle sehr selbstständig mit ihren Handarbeiten beschäftigt sind. Die Gruppe kennt sich gut, alle unterhalten sich miteinander.

Nur Frau M. ist an diesem Tag das erste Mal dabei und fühlt sich scheinbar unsicher. Sie weiß nicht, wie sie sich verhalten soll, richtet alle Fragen an die Betreuungskraft und macht beim Handarbeiten nicht mit. Das Gespräch mit den anderen sucht sie nicht. Auch die anderen Teilnehmerinnen vermeiden es, mit Frau M in Kontakt zu treten. Sie unterhalten sich lieber mit den vertrauten Mitstreiterinnen.

Dokumentation mit DI-ABBA

Angebot: Strickkreis

Beobachtung: Frau M. nimmt teil, strickt aber nicht und unterhält sich nur mit der Betreuungskraft.

Bewertung: Frau M. fühlt sich in der Gruppe scheinbar noch sehr unsicher.

Aktion: Frau M. werden die Teilnehmer beim nächsten Angebot einzeln vorgestellt und vor dem Stricken gibt es eine Kennenlern-Runde.

Dokumentation im Berichteblatt

Strickkreis. Frau M. sitzt im Strickkreis und unterhält sich nur mit der Betreuungskraft. Sie strickt nicht. Frau M. fühlt sich in der Gruppe wohl noch unsicher. Frau M. werden die anderen Teilnehmer beim nächsten Angebot einzeln vorgestellt und vor dem Stricken gibt es eine Kennenlern-Runde.

Aus dem Verhalten von Frau M lässt sich deuten, dass sie unsicher ist. Dabei bleibt diese Bewertung immer eine Deutung. Es gibt keine Garantie, dass die Einschätzung richtig ist. Aber das Verhalten von Frau M. lässt den Rückschluss zu, dass sie sich unsicher gefühlt hat. Sie hat an dem Angebot nicht teilgenommen und konnte sich in der Gruppe nicht integrieren. Dennoch ist der ganze Aufbau der Dokumentation schlüssig, da das Verhalten beschrieben wird, auf dem die Einschätzung beruht.

Tipp

Ihre Einschätzung einer Situation entscheidet auch immer darüber, wie Sie reagieren. Darum ist es wichtig, die einzelnen Schritte und Ihre Einschätzung zu beschreiben. Der Informationsgehalt der Dokumentation sollte immer eine Verwertbarkeit haben.

Durch Ihre Argumentation lässt sich Ihre Deutung als »fachliche Unterstellung« bezeichnen. Sie ist eine wichtige Grundlage im planerischen Handeln von Pflege und Betreuung. »Die fachliche Unterstellung ist Grundlage des planerischen Handelns der Pflege und Betreuung. Angebote werden immer so geplant, dass davon ausgegangen wird, dass sie den Betreuungskunden gefallen. Es gibt aber keine Garantie, dass das Angebot gefallen wird. Gleichzeitig würde man Angebote nicht so planen, dass man davon ausgeht, dass dem Betreuungskunden die Angebote nicht gefallen.«[51]

Beispiel – Handmassage

Frau L. ist bettlägerig und reagiert nur selten auf Ansprache. Manchmal gibt sie Laute von sich, die man aber schlecht zuordnen kann. Bei Frau L. wird in der Einzelbetreuung eine Handmassage durchgeführt. Ihre Vorliebe für bestimmte Düfte ist aus ihrer Biografie bekannt, daher wird ein Mandelöl zur Massage verwendet.

Frau L. wird zur Einzelbetreuung begrüßt, und ihre Hände werden entsprechend der Vorgaben gereinigt. Auch die Betreuungskraft reinigt ihre Hände, da die Massage ohne Handschuhe durchgeführt wird. Die Betreuungskraft erklärt Frau L. die Schritte und massiert ihr die Hände. Dabei schaut die Betreuungskraft Frau L bewusst an. Auch Frau L. schaut ab und zu zur Betreuungskraft, aber auch auf ihre Hände. Während der gesamten Massage ist Frau L. sehr entspannt, manchmal lächelt sie sogar.

Frau L. reagiert auf Ansprache und auch auf Musik. Bestimmte Lieder kann sie noch immer mitsingen, auch wenn sie ansonsten nicht mehr spricht.

Dokumentation mit DI-ABBA

Angebot: Handmassage

Beobachtung: Während der Massage entspannen sich die Muskeln von Frau L, sie sucht ab und zu Blickkontakt zur Betreuungskraft oder schaut auf ihre Hände.

Bewertung: Frau L. hat die Zuwendung bewusst erlebt. Sie wirkt beim Angebot entspannt.

Aktion: Weitere Handmassagen werden eingeplant.

51 Greb-Kohlstedt et al. 2017, S. 79

Dokumentation im Berichteblatt

Handmassage. Frau L. sucht Blickkontakt oder schaut auf ihre Hände. Sie wirkt entspannt und hat die Zuwendung bewusst erlebt. Weitere Handmassagen werden eingeplant,

Mit der Massage wurde Frau L. aktiviert. Sie ist dem Angebot aufmerksam gefolgt. Solche Erlebnisse sind Erfolgserlebnisse, besonders wenn sie nicht selbstverständlich sind. Gerade wenn ein Bewohner ansonsten nicht reagiert. Bei der Aktion wird dokumentiert, dass weitere Handmassagen durchgeführt werden, da mit diesem Angebot eine positive Wirkung erfolgt.

»14.6 Wird das Wohlbefinden von Bewohnern mit Demenz im Pflegealltag beobachtet und dokumentiert und werden daraus ggf. Verbesserungsmaßnahmen abgeleitet?«[52]

Das Wohlbefinden von Bewohnern kann häufig nur aus den Beobachtungen abgeleitet werden und wird bei DI-ABBA unter dem Punkt Bewertung erfasst.

»Pflegealltag« bedeutet, dass die Beobachtung einen Bezug zu Maßnahmen aus Pflege und Betreuung haben soll. Es wird also das Wohlbefinden als Folge einer Maßnahme beschrieben. Daher wird bei Di-ABBA immer das Befinden in Verbindung mit dem geleisteten Angebot beschrieben.

Sie beschreiben unter Beobachtung, was Sie während des Angebots beobachten konnten. Sie dokumentieren alle notwendigen Schritte. Im letzten Schritt beschreiben Sie – als Folge Ihrer Einschätzung – welche Maßnahme Sie zur Verbesserung durchgeführt haben oder planen.

Genau diese Forderung erfüllt DI-ABBA mit dem prozesshaften Dokumentieren von Angebot, Beobachtung, Bewertung und Aktion!

---

52 MDS & GKV 2017

4.6 Berichteblatt – Ressource für Ihre Dokumentation mit DI-ABBA

Die Dokumentation soll in der Praxis einfach, schnell und aussagekräftig sein. Gleichzeitig soll sie aber auch zweckmäßig sein. Das Berichteblatt ist der Ort, an dem sich alle Informationen tagesaktuell bündeln und der Teil der Dokumentation, der alle Informationen aus Pflege **und** Betreuung enthält. Deshalb möchte ich Ihnen im Folgenden einige Tipps vermitteln, wie Sie das Berichteblatt als Ressource und DI-ABBA in der Praxis leichter nutzen können.

Berichtebogen, Berichteblatt oder Pflegeberichtsbogen … – für diesen Teil der Bewohnerakte oder Dokumentation gibt es viele Bezeichnungen. Erfasst wird aber immer dasselbe: Alles das, was es tagesaktuell zu berichten gibt. Ich spreche stets vom Berichteblatt, da dieser Begriff im SIS® etabliert ist.

Es gibt viele Diskussionen über den Sinn bzw. Unsinn des Berichteblattes. Aus meiner Sicht handelt es sich um ein hervorragendes Instrument, wenn es richtig genutzt wird. Und: Eine Dokumentation ist nur dann nützlich, wenn alle Mitarbeiter daraus einen Nutzen ziehen können.

Wichtig

Das Berichteblatt informiert über die für die Pflege und Betreuung wichtigen Ereignisse. Es sollte daher immer zeitnah geführt werden.* Es geht nicht darum, Ereignisse nachzutragen, um eine möglichst umfangreiche Dokumentation zu haben!

* Vgl. König J. (2017). 100 Fehler bei der Pflegedokumentation und was Sie dagegen tun können. Hannover: Schlütersche, S. 15

In manchen Einrichtungen gibt es keine gemeinsame Übergabe mit den Kräften aus der Pflege und Betreuung. Doch die ist auch gar nicht notwendig, wenn man ein gut geführtes Berichteblatt hat und dies für die Pflege und Betreuung nutzt.[53] Viel zu selten wird das Berichteblatt zur Gestaltung der Betreuungsangebote hinzugezogen.

53 Ebd.

Tipp

Nutzen Sie zu Beginn jedes Dienstes das Berichteblatt, um Ihre Aufgaben zu planen und zu strukturieren. Dann können Sie die Tagesform eines Bewohners bzw. tagesaktuelle Ereignisse berücksichtigen.*

* A.a.O., S. 58f.

Das Berichteblatt ist auch eine Grundlage für die Evaluation, weil sich anhand des Berichteblatts überprüfen lässt, ob die Pflegeplanung sinnvoll ist oder ob Änderungen notwendig sind. Auch hier gilt: Nutzbar für die Evaluation ist der Inhalt nur, wenn die Berichte den notwendigen Informationsgehalt bieten. Auf dem Berichteblatt wird zwar kein Gesamtbild vermittelt, aber es finden sich Informationen aus Betreuung und Pflege, die in ihrer Gesamtheit genutzt werden können.

DI-ABBA als Dokumentationsinstrument wurde extra entwickelt, um den Informationsgehalt der Betreuung zu strukturieren. Durch die stets gleiche Reihenfolge sind die Inhalte immer gleich gegliedert. Gleichzeitig werden alle wichtigen Bezüge erfasst, die eine Grundlage für den nächsten Arbeitsschritt sind. So gehen die Arbeitsschritte immer von der aktuellen Situation und der Tagesform der Betreuungskunden aus und werden auch so erfasst. Ob es dann einzelne Maßnahmen bleiben oder ob der Betreuungsplan geändert werden muss, wird anhand des Berichteblatts sichtbar. Hier sehen Sie, wie oft die gleiche Änderung vorgenommen wurde oder welche Wirksamkeit die Änderung hat.

Ich möchte Ihnen im Folgenden an einem Beispiel einmal **mehrere Möglichkeiten** zeigen, wie Sie die Dokumentation nach DI-ABBA aufbauen können und welche Inhalte wichtig sind.

Alle vier Beispiele könnten so im Berichteblatt stehen:

1. Bewegungsübung mit Ball. Herr M. versucht, alle Übungen umzusetzen. Er ist motiviert und wird weiter zu den Übungen eingeladen.
2. Bewegungsübung mit Ball. Herr M versucht, alle Übungen umzusetzen. Er ist besonders motiviert und wird über weitere Bewegungsangebote informiert.

3. Bewegungsübung mit Ball. Herr M. hat versucht, alle Übungen umzusetzen. Er ist motiviert. Da er aber trotz mehrfacher Versuche nicht alle Übungen umsetzen kann, werden beim nächsten Angebot einfachere Übungen eingesetzt.
4. Bewegungsübung mit Ball. Herr M. versucht, alle Übungen umzusetzen. Es zeigt sich eine deutliche Verschlechterung in der Koordination im Vergleich zum letzten Angebot. Bei Übungen, die er nicht umsetzen kann, flucht Herr M. Er bleibt aber trotzdem motiviert, obwohl es ihn frustriert, dass er nicht alle Übungen umsetzen kann. Mit den Pflegekräften wird der weitere Ablauf besprochen.

Durch die gleiche Beschreibung des Angebots wird deutlich, dass es sich bei allen Inhalten um das gleiche Angebot handelte. Beobachtung und Bewertung sind in der Dokumentation aber unterschiedlich.

In allen Beispielen heißt es, dass Herr M. »motiviert« ist, was die Betreuungskraft aus seinem Verhalten ableitet. »Herr M versucht, alle Übungen umzusetzen« – dies führte zur der Einschätzung, dass Herr M motiviert ist und dies durch seine Teilnahme zeigt. Im Beispiel 2 wird sogar davon ausgegangen, dass er »besonders motiviert« ist. Das »besonders« weist darauf hin, dass Herr M. ansonsten weniger Ausdauer bei den Übungen zeigt und womöglich früher aufgibt.

Gleichzeitig haben die Beispiele 1 und 2 eine Schwachstelle, denn sie beschreiben nicht, ob die Versuche von Herr M. scheitern oder gelingen.

Aussagekräftiger sind hingegen die Beispiele 3 und 4, da hier beschrieben wird, ob Herr M. alle Übungen auch umsetzen kann.

Hinweis

Je genauer und zielführender die Dokumentation ist, desto verwertbarer ist sie. Auch kleine Änderungen können den Inhalt einer Aussage schon deutlich beeinflussen.

Sie sollten auch die ausgewählten Aktionen genau beschreiben. Je nach Möglichkeit der Einrichtung bieten sich unterschiedliche Möglichkeiten, auf eine bestimmte Situation zu reagieren. Es gibt nicht die eine perfekte Möglichkeit. Durch die Argumentation, wie Sie das Beobachtete interpretieren, wird aber stets deutlich, warum Sie auf eine bestimmte Art und Weise reagiert haben.

Exkurs: Was tun, wenn ein Bewohner alle Angebote ablehnt?

Beweggründe, Angebote abzulehnen, gibt es viele. Mal ist der Bewohner nicht dazu zu bewegen, an einem Gruppenangebot teilzunehmen. Mal reagiert er selbst auf ein Einzelangebot nicht. Was können Sie tun, wenn ein Bewohner sämtliche Angebote ablehnt? Beim MDK in Sachsen wurde die Frage so häufig gestellt, dass man sie in der FAQ-Datenbank zur Qualitätsprüfung beantwortete:

»Im Fall einer ablehnenden Haltung des Bewohners sollte die Pflegeeinrichtung nachweislich analysiert haben, warum der Bewohner die Angebote der sozialen Betreuung ablehnt: Hängt das möglicherweise mit der aktuellen/veränderten Pflegesituation zusammen oder ist das eine prinzipiell ablehnende Haltung des Bewohners? Abhängig von dem Ergebnis dieser Evaluation sollte die Pflegeeinrichtung über die weitere Vorgehensweise entscheiden. Wenn der orientierte Bewohner nachvollziehbar sämtliche Betreuungsangebote ablehnt, kann dies nicht der Pflegeeinrichtung angelastet werden. Hängt die ablehnende Haltung mit der aktuellen Situation zusammen, sollten die zeitlichen Abstände festgelegt werden, wann die Betreuungsangebote dem Bewohner erneut angeboten werden können.
Dabei ist insbesondere zu prüfen, ob die Angebote den individuellen Bedürfnissen der Bewohner entsprechen und ggf. bestehende erkrankungsbedingte Besonderheiten (z. B. depressive Verstimmung, Schmerzzustände) bei der Angebotsplanung ausreichende Berücksichtigung finden.«[54]

Außerdem können Sie nach den weiteren Gründen für die Ablehnung forschen. Mögliche Erklärungen sind:

- Nicht jedem Bewohner gefällt das Modell der Betreuung. Der eine fühlt sich unter-, der andere überfordert.

---

54 http://www.mdk-sachsen.de/faqs.html?stichwort=soziale+Betreuung [Zugriff am 23.10.2017]

- Mancher hat einfach kein Interesse an Betreuungsrunden.
- Ein anderer möchte gern etwas machen, was gerade nicht angeboten wird (z. B. Gartenarbeit oder Besuchstiere) und ist daher vielleicht enttäuscht.

Wenn Sie Ihre Angebote planen, müssen Sie vieles beachten. Eine gute Vorbereitung ist daher unerlässlich und kann Ihnen wertvolle Dienste leisten. Einige Hinweise möchte ich Ihnen an dieser Stelle geben:

- Beschäftigen Sie sich im Vorfeld mit der Biografie der Bewohner. Aber: Gehen Sie z. B. nicht per se davon aus, dass ein ehemaliger Bäckermeister auch im Altenheim noch handwerklich tätig sein möchte. Vielleicht möchte er ganz einfach seine Ruhe und endlich jeden Morgen ausschlafen?
- Versuchen Sie stets auf dem Laufenden zu sein. Informieren Sie sich über neue und unterschiedliche Möglichkeiten der Beschäftigung – z. B. im Gespräch mit anderen Betreuungskräften, durch Fortbildungen, durch Literatur usw.
- Suchen Sie den Austausch mit den anderen in Pflege und Betreuung involvierten Berufsgruppen. Je mehr Informationen Sie über Ihre Bewohner haben, desto besser »lernen Sie sie kennen«.

5 PRAXISTIPPS FÜR DEN UMGANG MIT DI-ABBA

5.1 Worauf Sie bei »Angebot« achten sollten

Achten Sie bei der Angebotsplanung auf eine präzise Wortwahl. Jeder, der die Dokumentation liest, sollte genau wissen, um welches Angebot es sich handelt. Sie schreiben keinen Roman, bei dem Sie nie dieselben Wörter benutzen dürfen. Sie beschreiben ein konkretes Angebot, das immer denselben Inhalt hat. Schreiben Sie dann bitte auch stets dasselbe.

Schauen Sie, was passiert, wenn Sie zu kreativ bei der Wortwahl sind, eigentlich einen »Spaziergang« meinen und doch dreimal etwas anders schreiben. Hier sind die drei Varianten:

1. Bewohner war bei Ausflug dabei. (Weil sich mehrere Bewohner angeschlossen haben. Aber war es ein Tagesausflug, ein Cafébesuch oder Spaziergang?)
2. Mit Bewohner einen Spaziergang gemacht. (Das ist das Angebot, das Sie eigentlich meinen.)
3. Mit Bewohner Gangübungen durchgeführt. (Weil Sie den Bewohner während des Spaziergangs stützen mussten. Es wird aber nicht klar, dass Sie überhaupt spazieren waren. Es könnten auch Gangübungen im Gymnastikraum, auf der Treppe o. Ä. gemeint sein.)

Diese drei Beispiele können alle dasselbe Angebot (Spaziergang) meinen. Sie hatten auch durchaus Ihre Gründe, warum Sie jedes Mal eine andere Formulierung gewählt haben. Doch der Spaziergang bleibt ein Spaziergang. Das, was Sie individuell leisten, gehört in den Aktionsteil. Im ersten Fall wäre das die Tatsache, dass sich weitere Personen angeschlossen haben. Im zweiten Fall ist es der »normale« Spaziergang ohne Besonderheiten. Im dritten Fall ist es die Tatsache, dass Sie den Bewohner beim Gehen unterstützen mussten.

5.2 Worauf Sie bei »Beobachtung« achten sollten

Das Wichtigste ist: Vertrauen Sie Ihren Augen und Ohren. Machen Sie sich gegebenenfalls Notizen, wenn Sie etwas Besonderes beobachten, z. B. wenn eine ansonsten aktive Person plötzlich sehr müde wird oder umgekehrt.

Werfen Sie vor einer Betreuungsrunde auch immer einen Blick in die Dokumentation und ins Berichteblatt, um sich auf den neuesten Stand zu bringen.

Besprechen Sie Ihre Beobachtungen auch mit Ihren Kollegen:
- Haben diese etwas Ähnliches beobachtet?
- Worauf achten diese eigentlich?
- Benutzen Sie dieselben Worte, wenn Sie Ihre Beobachtungen notieren?
- Beachten Sie auch immer die Tagesform der Bewohner.
- Nutzen Sie – wenn möglich – Beobachtungsinstrumente wie H.I.L.DE. oder DCM.
- Achten Sie auf Ihre Wortwahl, um wertfrei zu dokumentieren.

Was bedeutet es, wertfrei zu dokumentieren? Sehen wir uns das Beispiel von Frau M. (Kap. 3.2) noch einmal an. Im Speziellen ging es ja darum, eine Formulierung wie »boshaft« o. Ä. zu vermeiden:

Beobachtet (und dokumentiert) wurde, dass Frau M. nach einer anderen Frau geschlagen hat. War diese Beobachtung korrekt? Oder hätte es auch sein können, dass Frau M. eine Biene verscheuchen wollte und ihre Handbewegung nur zufällig so aussah, als würde sie nach ihrer Sitznachbarin schlagen? Gegen diese Annahme spricht aber, dass auch beobachtet wurde, dass die Nachbarin Frau M. zuvor die Buntstifte verweigert hatte und Frau M. entsprechend ärgerlich war.

Versuchen Sie Ihre Beobachtungen so genau und dabei aber als das rein Wahrgenommene (in der Regel als das Gesehene, Gehörte) zu dokumentieren. Besprechen Sie die Einschätzungen im Zweifel. Einfach Floskeln aus Formulierungshilfen zu übernehmen, bringt Sie nicht weiter, da Menschen in ihrem Verhalten eine sehr große Vielfalt an den Tag legen.

Hinweis

Wenn Sie mit Kollegen oder Freunden gemeinsam das Beobachten üben, können Sie aufkommende Probleme besprechen. Sie haben so auch die Möglichkeit, sich ein Feedback zu holen, ob Ihre Beobachtungen der Realität entsprechen.

5.3 Worauf Sie bei »Bewertung« achten sollten

Auch die Bewertung sollte so objektiv wie möglich sein. Es geht dabei in erster Linie um eine Deutung des Beobachteten ohne den »moralischen Zeigefinger« zu erheben. Es geht nie darum, das Verhalten der Bewohner zu verurteilen. Um beim Beispiel von Frau M zu bleiben: Es wäre falsch zu schreiben, dass Frau M beispielsweise »bösartig« oder »angriffslustig« sei. Im Kontext der Beobachtung fühlte sie sich wohl von ihrer Sitznachbarin schlecht behandelt und wusste sich nur mit dem Schlagen nach ihr zu wehren. Bedenken Sie: Mittels der Bewertung soll abgeleitet werden, wie die Betreuung weiter gestaltet werden soll – welche Aktion folgt.

Hinweis

Wenn Sie ein Befinden nicht aus dem Verhalten direkt ableiten können, dann dürfen und sollen Sie dies auch dokumentieren. Es ist besser festzuhalten, dass Sie unsicher sind anstatt pure Spekulationen zu notieren.

Betrachten wir noch ein weiteres Beispiel: eine Einzelbetreuung des bettlägerigen Herrn W. Sie haben ihm als Angebot ein Bild gezeigt und konnten so seine Aufmerksamkeit auf das Foto lenken. Da Herr W. nicht mehr spricht und stark in seiner Bewegung eingeschränkt ist, beobachteten Sie seinen Blick, um die Wirkung des Angebots (Bild) auf sein Wohlbefinden einzuschätzen. Sein Interesse an dem Foto haben Sie positiv gedeutet und in der Dokumentation vermerkt: »Herr W. schaute interessiert auf das Bild.« Als Folge davon und weitere Aktion planen Sie eine Fortführung des Angebots.

Doch bei der nächsten Einzelbetreuung schaut Herr W. nicht mehr aufs Foto, sondern liegt regungslos da. Sie beobachten, dass »Herr W. nicht mehr aufs Bild schaut«, bewerten sein Verhalten als »offensichtliches nicht Interessieren« und planen in der Aktion neue Maßnahmen wie das Zeigen von Gegenständen, eine Handmassage, die Arbeit mit Musik usw. Doch mit keinem Angebot erhalten Sie eine beobachtbare Reaktion von Herrn W.

Für die Evaluation lassen sich daraus zwei Fragen ableiten:
1. Sind Ihre Angebote für Herrn W. eigentlich interessant?
2. Hat sich der Gesundheitszustand von Herrn W. zwischen den unterschiedlichen Einzelbetreuungen verschlechtert?

Fazit

Es kann sehr sinnvoll sein, zu dokumentieren, dass trotz unterschiedlicher Angebote kein sichtbarer Einfluss auf das Befinden eines Bewohners erreicht wurde.

5.4 Worauf Sie bei »Aktion« achten sollten

Hier ist zunächst Ihre Selbstreflexion wichtig. Hinterfragen Sie Ihr Verhalten und die Beziehung zum Bewohner. Jeder – auch Sie – kann einmal einen schlechten Tag haben. Mir geht es darum, dass Sie sich als Betreuungskraft auch immer selbst einschätzen, weil Ihre Tagesform auch Ihre Arbeitsleistung bestimmt.

Planungen gehen nicht immer auf. Da sind dann spontane Änderungen notwendig. Dieser Faktor sollte stets bedacht werden. Damit wird aber trotzdem das Planen von Aktionen nicht weniger notwendig. Es ist schließlich wichtig, möglich Maßnahmen zu planen, weil es sinnvoll, ist die Betreuung vorbereitet zu gestalten.

Sollte Sie einen schlechten Tag beim Bewohner vermuten, ist es sinnvoll, ihn weiterhin zu beobachten. Verlängern Sie ggf. den Beobachtungszeitraum und schauen Sie, ob er auf ein Angebot (auf welches) oder ob er auf gar keines reagiert.

Tipp

Berücksichtigen Sie auch die Tagesform und den Zeitpunkt, zu dem eine Aktion durchgeführt werden soll. Manch Bewohner ist morgens munter und nachmittags schläfrig. Das hat natürlich durchaus Einfluss auf seine Reaktion, die beim selben Angebot zu unterschiedlichen Zeiten auch unterschiedlich ausfällt. Ferner haben Aspekte wie das Wetter, die Jahreszeit oder kleinere Erkrankungen (Erkältungen usw.) Einfluss auf die Tagesform.

Berücksichtigen Sie bei der Planung von Aktionen auch die Biografie der Bewohner. Daraus lassen sich Verhaltensmuster erklären oder Anregungen für eine Maßnahme gewinnen.

Bei Gruppenangeboten kann es sein, dass Sie nicht genügend Zeit haben, um Ihre Aufmerksamkeit stark genug auf eine Person zu richten. Sollte dies der Fall sein, hinterfragen Sie, ob die Gruppengröße optimal ist: Kann man tatsächlich jedem Bewohner gerecht werden? Ist es sinnvoll, Angebote so zu planen, dass sich die Aufmerksamkeit besser verteilt?

Beispiel – Kochgruppe

Sie leiten eine Kochgruppe, an der regelmäßig acht Bewohner teilnehmen. Davon agieren vier Personen sehr aktiv. Dann sind da noch zwei Personen, die sehr viel Anleitung benötigen und weitere zwei, die passiv am Angebot teilnehmen. Ihre passive Teilnahme ist deshalb sinnvoll, weil aus ihrer Biografie hervorgeht, dass sie gern gekocht haben.

Doch die Tagesform macht Ihnen heute einen Strich durch die gut geplante Rechnung: Ein Bewohner, der ansonsten sehr aktiv ist, schläft heute viel und kann deswegen nicht so (mit gezielter Ansprache) ins Angebot integriert werden wie ansonsten üblich. Als Aktionen haben Sie geplant:

▶▶

- Zeigen der Arbeitsschritte
- Riechen an den Produkten
- Kochen
- Probieren

Weil Ihnen ein aktiver Bewohner fehlt, können Sie wählen, ob Sie das Angebot beibehalten oder Sie den heute schläfrigen Bewohner beim nächsten Angebot besonders berücksichtigen, damit er auf Dauer nicht zu kurz kommt. Auf diese Weise können Sie auch sehr gut einschätzen, wie Ihr Aufmerksamkeitskontingent verteilt ist. Schließlich müssen Sie auch mit ihren Kräften haushalten.

Sie haben zwar die Aufgabe, Bewohner zu schützen. Sie haben aber nicht die Aufgabe, als Richter zu fungieren. Denken Sie hier an das Beispiel von Frau M. aus Kapitel 3.2, die nach ihrer Nachbarin schlug, weil sie ihr die Buntstifte verweigerte.

5.5 Dokumentieren Sie mit fest vereinbarten Begriffen

Es ist ein großer Vorteil, wenn Sie sich in der Einrichtung bzw. unter den Pflege- und Betreuungskräften auf bestimme Begriffe und eine definierte Verwendung einigen. Damit unterstreichen Sie nicht nur die Professionalität Ihrer Arbeit, sondern vereinheitlichen zudem die Dokumentation.

Gerade bei den Bezeichnungen der Angebote aus den Wochenplänen ist es sinnvoll, immer dieselben Begriffe zu verwenden. So wird klar, dass jeder von Ihnen stets das gleiche Angebot meint und nicht eines mit anderem Inhalt. Meinen Sie. z. B. eine bestimmte Bewegungsübung, sollten Sie dazu schreiben, worum es genau geht – etwa »Bewegungsübung mit Ball« oder »... mit Schwungtuch«. Schreiben Sie hingegen mal »Ballspiel« und mal »Bewegungsübung mit Ball« meinen Sie zwar u. U. das Gleiche, aber klar ersichtlich wird das aus der Dokumentation nicht.

Absprachen mit Kollegen sind also sehr hilfreich. Damit alle von Ihnen dieselben Bezeichnungen verwenden, gibt es einen festen Plan und feststehende

Begrifflichkeiten. Sie können u.U. sogar Abkürzungen verwenden, um die Schreibarbeit zu verkürzen. Doch auch hier gilt, diese Abkürzungen müssen dann einheitlich genutzt werden.

Der Nachteil ist, dass feststehende Begriffe nicht immer vollständig zu einer bestimmten Situation passen. Vor allem bei der Niederschrift Ihrer Beobachtungen ist das schwierig. Dass Sie Begriffe wie »böse« etc. vermeiden sollten, haben Sie in Kapitel 3.2 schon gelesen. Aber auch Wörter wie »schlagen« passen vielleicht nicht immer ganz perfekt. Mal ist es eher ein »Wedeln mit der Hand«, mal eine ziellose Bewegung mit dem Arm. Daher sollten Sie immer so genau wie möglich dokumentieren.

Tipp

Feststehende Begriffe können unter bestimmten Voraussetzungen sehr sinnvoll sein. Sie müssen aber an die tatsächliche Situation und das individuelle Aufgabenfeld angepasst werden.

5.5.1 Formulierungshilfen

Viele Betreuungskräfte möchten nicht immer das Gleiche schreiben. Bei der Formulierung von Angeboten ist das aber häufig unumgänglich, um präzise und einheitliche Angaben zu machen. Bei den Beobachtungen hingegen schreiben Sie wirklich das auf, was Sie gesehen haben (»schlagen«), aber nicht das, was Sie vermuten (»böse«).

Arbeiten Sie hingegen mit Formulierungshilfen, müssen Sie genau aufpassen. Oft entsprechen diese nicht der eigenen Wortwahl der Betreuungskraft, sehr oft auch nicht der tatsächlichen Situation. So kann es sein, dass Ihre Dokumentation durch vorgefertigte Formulierungshilfen an Genauigkeit verliert. Nutzen Sie Formulierungshilfen im Zweifel als Inspiration, wenn es Ihnen schwer fällt, selbst zu beschreiben. Das bedeutet aber nicht, sie unreflektiert zu übernehmen.

Gerade in der Beobachtung und Bewertung kann der Umgang mit Formulierungshilfen schwierig sein. Typisches Alltagsverhalten kann natürlich in Floskeln gepackt werden, aber individuelle Begebenheiten lassen sich damit nicht schildern. Daher beweist Ihre eigene Formulierung einer Beobachtung, dass Sie wirklich genau auf den Einzelfall geschaut haben.

Fazit

Nützlich sind feststehende Begriffe, wenn Sie Ihr Angebot beschreiben. Wird in der Einrichtung ein bestimmter Name für ein Gruppenangebot genutzt, dann ist es auch sinnvoll diesen Namen für die Beschreibung des Angebots zu nutzen. Wenn Sie nur Formulierungshilfen übernehmen, wirkt das hingegen schnell unprofessionell.

5.6 Treffen und deuten Sie Aussagen richtig

Immer, alle, sowieso, den ganzen Tag – je unbestimmter die Wörter, desto ungenauer ist auch Ihre Dokumentation. Im Umkehrschluss gilt: Je exakter die Formulierung desto besser.

Wenn sich ein Bewohner verbal geäußert hat (»Ich habe überhaupt keine Lust dazu.«), dann sollten Sie diese Wörter auch als wörtliche Rede aufschreiben. Wenn Sie sich auf eine konkrete Aussage beziehen, müssen Sie auch den direkten Wortlaut verwenden. Wer seine Bewohner kennt, der weiß auch, wie die Aussage einzuschätzen ist. Auch die Tagesform und die Möglichkeit, sich verbal ausdrücken, haben eine wichtige Bedeutung.[55] Die Aussagen eines Bewohners werden immer von seinem Charakter mitbestimmt. Es kann ja durchaus passieren, dass Herr L., der sich nur sehr ungern bewegt, eine Bewegungsübung als »totalen Kinderquatsch« bezeichnet, obwohl Sie wissen, dass gerade diese Bewegung für Herrn L. sehr wichtig wäre.

55 Vgl. Riesner Christine (Hrsg.) (2014). Dementia Care Mapping (DCM) – Evaluation und Anwendung im deutschsprachrigen Raum, Bern Hans Huber S. 21–22

Lassen Sie sich also von negativen Aussagen nicht zu sehr aus dem Gleichgewicht bringen. Es geht auch nicht darum, dass Sie den Inhalt einer Aussage anzweifeln. Trotzdem sollten Sie eine Antwort nicht einfach als gegeben hinnehmen, sondern wissen, welche Faktoren den Inhalt und die Qualität der Aussage beeinflussen können. Es geht in keinem Fall darum, dass Sie einem Bewohner unterstellen, dass seine Aussage nicht der Wahrheit entspricht.[56]

Aussagen können auch manipuliert werden: Sie fragen z. B.: »Was hat Ihnen am Angebot am besten gefallen?«, bekommen eine positive Rückmeldung **zu einem Teil** des Angebots und schreiben dann, dass dem Bewohner das komplette Angebot gefällt. Dabei hat ihn nur ein Teil angesprochen. Es kann auch sein, dass der Bewohner Ihnen eigentlich nur beschreibt, was für Ihn das »geringste Übel« am Angebot war – ihm also am wenigsten Anstrengung oder Probleme machte. Ähnliches kann auch passieren, wenn Sie fragen, ob ein Angebot gut oder schlecht war. Hier haben Sie das Problem, dass es zwischen gut und schlecht keine Zwischenstufen gibt.

Achtung

Achten Sie auf Ihre Formulierungen, wenn Sie Fragen an die Bewohner stellen: Halten Sie sie so einfach wie möglich und notieren Sie die Aussagen der Bewohner bzw. Beobachtungen, die Sie machen, genau. Nur dann können Sie Ihre künftigen Angebote wirklich passgenau erstellen.

Fragen zu stellen ist generell schwierig, wenn Sie mit demenzbetroffenen Menschen arbeiten. Denn oft sind ihre Fähigkeiten sehr eingeschränkt, sich auszudrücken. Das führt zugleich zum nächsten Problem: Kann sich der demenzbetroffene Bewohner tatsächlich noch an das Angebot erinnern?

[56] Ebd.

Tipp

Gerade wenn Sie Antworten von Menschen mit Demenz erhalten möchten, sollten Sie Ihre Fragen so einfach und so direkt wie möglich nach einem Angebot stellen. Notieren Sie sich auch Ihre eigenen Beobachtungen, um die Antworten der Bewohner gegebenenfalls besser zu deuten.

Betreuungsarbeit ist eine Beziehungsarbeit. Daher ist es auch möglich, dass ein Bewohner um den Verlust Ihrer Sympathie fürchtet, wenn er Kritik an Ihrem Angebot äußert. Womöglich hat er Angst, dass Sie ihm dann nicht mehr wohl gesonnen sind. Auch das ist ein Faktor, den Sie bei der Einschätzung einer Aussage berücksichtigen müssen.

Fazit

In der Dokumentation von Sozialen Prozessen gibt es keine absolute Gewissheit. Die Aussagen der Bewohner sind durch viele bewusste und unbewusste Faktoren geprägt. Selbst die Form Ihrer Fragen kann Einfluss auf die Art und den Inhalt der Antworten nehmen. Zusätzlich kann das Krankheitsbild der Demenz die Wahrnehmung so stark beeinflussen, dass sich eine Aussage nur sehr schwierig verwerten lässt.

Aussagen von Bewohnern haben trotz der vielen Einflüsse eine hohe Bedeutung und Aussagekraft. Aus diesem Grund sollten Sie wann immer möglich auf Aussagen der Bewohner eingehen und Bezug nehmen[57]

Wenn Sie die Aussage eines Bewohners dokumentieren, sollten Sie auch den tatsächlichen Wortlaut beschreiben. Zusätzlich kann es sehr sinnvoll sein, zu berichten, wie die Aussage zustande gekommen ist. Haben Sie nachgefragt oder ist der Bewohner zu Ihnen gekommen? Haben Sie die Aussage gehört, als sich der Bewohner mit jemand anderem unterhalten hat? Gehen Sie bei der Dokumentation auf die Umstände ein, schreiben Sie z. B.

[57] Riesner, C. (Hrsg.) (2014). Dementia Care Mapping (DCM)- Evaluation und Anwendung im deutschsprachigen Raum. Bern: Huber, S. 21–22

- »Laut Aussage, ...«
- »Auf Nachfrage sagte ...«
- »Im Gespräch mit Bewohner, sagte ...«
- »Im Gespräch mit Angehörigen, sagte ...«

Hinweis

Erfassen Sie den Inhalt einer verbalen Äußerung, können Sie gegebenenfalls auf die Bestandteile »Beobachtung« und »Bewertung« des DI-ABBA verzichten. Ihre Beobachtung kann aber wichtig sein, wenn Sie das Gefühl haben, dass Ihre Beobachtung und die Aussage des Bewohners nicht richtig zusammenpassen.

Unterhält sich der Bewohner z. B. während eines Bastelangebots gut und macht gut mit, sagt aber später, dass ihm das Basteln nicht gefallen habe, passt das nicht zusammen. Motive für solche Aussagen kann es viele geben:

- Vielleicht ist zwischen Ihrer Nachfrage und dem Angebot etwas vorgefallen, was die Laune des Bewohners negativ beeinflusst hat.
- Vielleicht ist zwischen dem Angebot und der Frage zu viel Zeit vergangen und der Bewohner erinnert sich nicht mehr richtig.
- Vielleicht besteht zwischen Ihnen und dem Bewohner ein unausgesprochener Konflikt.
- Vielleicht liegt beim Bewohner eine Störung der Wahrnehmung vor, die bislang nicht aufgefallen oder erst seit kurzer Zeit vorhanden.

Hinweis

Hinterfragen Sie die Bewohner-Aussagen und betreiben Sie Ursachenforschung, wenn die Aussage eines Bewohners für Sie nicht nachvollziehbar ist. Bedenken Sie, wie viele unterschiedliche Gefühle ein Mensch an einem Tag haben kann.

Je nach Tagesform der Bewohner können sehr unterschiedliche Gefühle bei ihm auftreten – auch je nach Krankheitsbild. Je fortgeschrittener die demenzielle Veränderung ist, desto wichtiger sind Ihre Beobachtungs- und

Einschätzungsgabe. Ergänzen Sie daher die Aussage eines Bewohners, wenn es notwendig ist.

Wenn Sie eine Äußerung direkt in die Dokumentation aufnehmen, dann setzen Sie sie Anführungsstriche: Herr X. sagte: »Ballspiele finde ich furchtbar.«

Wenn Sie eine Äußerung in indirekter Rede aufnehmen wollen, formulieren Sie so: »Herr X., sagte, dass er Ballspiele furchtbar fände.« Sie müssen also den Konjunktiv (»fände«) statt des Indikativs (»finde«) nutzen.

6 DI-ABBA – WISSENSCHAFTLICHE BASIS

Da DI-ABBA einen fachlichen Hintergrund hat, soll dieser auch erläutert werden. Denn auch die fachliche Argumentation stellt bereits ein Qualitätsmerkmal von DI-ABBA dar. Wer die Hintergründe eines Systems kennt, der kann argumentieren, warum er es einsetzt. Er kann Inhalte hinzufügen oder weglassen oder schlimmstenfalls Logiklücken finden. Der fachliche Hintergrund sollte daher sehr deutlich erklärt werden.

Die Wurzeln von DI-ABBA finden sich im Deming-Kreis und in einem Kommunikationsverständnis, das die Kommunikation bewusster und vor allem gewaltfrei gestalten soll. Da Kommunikation in Schrift und Sprache erfolgt, ist es einfach, diesen Kommunikationsstil zu übertragen.

Zwei andere Punkte stammen aus den Grundlagen der Sozialen Arbeiten. Da ist zum einen die Kybernetik. Hinter dem Fachbegriff Kybernetik versteckt sich das »systemische Beobachten«.

Zum anderen gibt es auch noch die Hermeneutik. Dieser Begriff steht für das methodische Deuten. Die Kybernetik wie auch die Hermeneutik als Methoden unterstützen uns dabei, bewusster zu beobachten und zu bewerten.

Fazit

Die Betreuungskraft mit ihrem Arbeitsauftrag der professionellen Beziehung, aber auch mit ihrer Persönlichkeit und Wahrnehmungsfähigkeit darf sich als das Instrument verstehen, das das Befinden des Bewohners erfasst. Mit diesem Hintergrundwissen lässt sich dann Instrument schärfen und die Angaben werden genauer.

6.1 Deming-Kreis und PDCA-Zyklus: Denken Sie in Prozessen

Der Deming-Kreis bzw. PDCA-Zyklus[58] beschreibt einen Prozess, der vier Phasen beinhaltet und zum Qualitätsmanagement gehört. Urheber dieses Systems ist Walter E. Shewart, verbreitet wurde dieses System von William E. Deming.[59]

Die vier Phasen sind zyklisch aufeinander aufgebaut und haben eine feste Reihenfolge. Die Bestandteile sind:

1. **Plan/Planung**
   Soll ein großer Prozess bzw. die Änderung von bestimmten Abläufen umgesetzt werden, braucht es eine genaue Planung.
2. **Do/Handlung/Ausprobieren/Testen**
   Diese Phase beschreibt die Testphase, die dazu dient, Fehler und Problemstellungen zu ermitteln, bevor ein Prozess komplett in ein System integriert ist. Auf diese Weise sollen Probleme bei der Integration des Prozesses vermieden werden.
3. **Check/Überprüfung**
   In der Prüfungsphase wird der Prozess auf Inhalt und Ablauf kontrolliert, um Fehler oder Möglichkeiten zur Verbesserung abzuleiten.
4. **Act/Übertragung auf den allgemeinen Prozess**
   Diese Phase beschreibt dann die Umsetzung des Prozesses nach der Integration.

Das Besondere an diesem System, Zyklus oder Kreis ist der verlässliche Ablauf sowie die Reihenfolge der Inhalte, die erst durch die zusammenhängende Nutzung ihre Wirksamkeit beweisen können.

In der Praxis beweist dieses System, dass Verbesserungen kontinuierlich weiter entwickelt werden können. Dies setzt aber ein prozesshaftes Vorgehen voraus. Ein Plan muss genau und plausibel sein, damit man die Schritte und Teilschritte klar erkennt und zuordnen kann. Dann kann in der Praxis ausprobiert werden, ob die Planung funktioniert und ob weitere Schritte

58 Vgl. Kostka, C. & Kostka, S. (2013). Der Kontinuierliche Verbesserungsprozess – Methoden des KVP. München: Hanser, S. 14–26

59 Ebd.

hinzugefügt werden müssen oder allgemein Änderungen notwendig sind. Dann werden wieder die Ergänzungen überprüft. Erst wenn ein System funktioniert, beginnt die Umsetzung.

6.1.1 PDCA und DI-ABBA

DI-ABBA folgt dem Aufbau und System des PDCA-Zyklus[60]. Die Reihenfolge der Bestandteile ist ebenfalls auf einer festen Struktur aufgebaut.

Die Punkte »Act« und »Aktion« ähneln sich. Beim PDCA-Zyklus werden die Inhalte aus den vorigen drei Punkten genutzt, um einen Prozess einzuführen. Bei DI-ABBA werden drei vorherige Inhalte ebenfalls genutzt, um einen Prozess umzusetzen, dabei geht es aber nicht um eine feste Struktur, sondern um eine einzelne individuelle Maßnahme. Gleich ist bei beiden Systemen, dass auf diese Art der Aufbau einer Maßnahme auf einer dokumentierten Grundlage beruht und daher nachvollziehbar ist.

Ergeben sich in den »Plan«- oder »Check«-Phasen des PCDA-Zyklus bestimmte Probleme, werden diese im »Check« ermittelt. Dann wird der Prozess in der »Act«-Phase angepasst. Damit kann die Phase »Act« anders aufgebaut sein, als die Inhalte aus der ersten Phase »Plan« – denn es handelt sich ja um eine Anpassung, die zu einer Verbesserung führen soll. Diese wird wiederum in der neuen »Plan«-Phase berücksichtigt, denn es handelt sich ja um einen Kreislauf.

DI-ABBA folgt auch diesem System, auch wenn es die Phase »Plan« nicht beinhaltet. Diesen Bestandteil benötigt das Dokumentationssystem auch nicht, da es bereits einen Maßnahmenplan als Teil der Dokumentation gibt, in dem das Angebot beschrieben wird. Eine zusätzliche Planung zu schreiben, wäre ein doppelter Aufwand. Das entspräche auch nicht dem Gedanken, die Dokumentation so kurz wie möglich zu halten.

Ähnlich verfährt es auch mit dem Punkt »Do« bzw. »Angebot«. In der »Do«-Phase des PCDA-Zyklus wird eine Testphase beschrieben. Bei DI-

60 Ebd.

ABBA entspricht dies dem Angebot. Dabei wird zwar kein Test beschrieben aber ebenfalls die Durchführung einer Maßnahme bzw. eines Angebots. Somit lassen sich zwei Bestandteile aus dem PCDA-Zyklus ableiten, die für DI-ABBA notwendige Bestandteile sind.

Anders als beim PCDA-Zyklus wird bei DI-ABBA aber primär nicht ein fortlaufender Prozess beschrieben, der von einer bestimmten Klientel durchgeführt wird, sondern die Schritte, die notwendig sind, um die Wirkung eines Angebots zu beschreiben und weitere Maßnahmen zu planen.

Beobachtung und Bewertung sind daher zwei hinzugefügte Bestandeile. Sie ähneln der Phase »Check«, weil es bei der Dokumentation auch darum geht, zu prüfen, ob das Angebot das gewünschte Ergebnis erzielt. Auf gewisse Weise könnte man Beobachtung als die Prüfmethode betrachten und die Bewertung als das Ergebnis. Nur ist dann zum einen die genaue Trennung nicht deutlich. Zum anderen – da es um das Befinden geht –, werden zwei Handlungen einbezogen: das Angebot, das die Betreuungskraft plant und durchführt, und die Aktion, das Verhalten des Bewohners.

Die Gefühle und die Tagesform der Bewohner beeinflussen die Angebotsgestaltung der Betreuungskräfte massiv. Oft ist Spontanität gefordert und anders als beim PDCA-Zyklus geht es bei DI-ABBA um gleich zwei Prozesse:

1. Um das Verhalten und das Befinden des Bewohners.
2. Um das Angebot und die Reaktion der Betreuungskraft.

Dabei kann man das Verhalten des Pflegekunden zwar im Vorhinein versuchen einzuschätzen aber nicht garantieren. Aus diesem Grund steht nicht nur die Möglichkeit der kontinuierlichen Verbesserung im Fokus von DI-ABBA, sondern genau das »Jetzt und Hier« – also die Frage, was kann man aktuell mit den jetzigen Möglichkeiten leisten, um die Situation der Bewohner zu verbessern. Es geht also darum, auch die situativen Möglichkeiten zu erfassen. Wird bei der Aktion geschrieben, wie bereits interveniert wurde, bietet sich so die Möglichkeit zu prüfen, ob diese Maßnahme sinnvoll und geeignet war. Gleichzeitig können Alternativen und damit neue Spielräume entwickelt werden.

Daher ist die Dokumentation mit DI-ABBA auch eine Möglichkeit, einen komplett abgeschlossen Prozess zu dokumentieren. Gleichzeitig lassen sich die Inhalte in einen Prozesskreislauf zur kontinuierlichen Verbesserung nutzen. Prozesse schaffen Routinen und durch dieses ständig im gleichen Kreislauf wirkende System werden sehr schnelle Ablauf-Routinen geschaffen.

6.2 Gewaltfreie Kommunikation: Kommunizieren Sie wertfrei

Eine weitere Grundlage von DI-ABBA ist die Gewaltfreie Dokumentation von Marshall B. Rosenberg. Die Gewaltfreie Kommunikation (kurz: GFK) hat den Hintergrund, dass Sprache und Denken eng miteinander verknüpft sind. Nur das, was in Worte zu fassen ist, ist auch denkbar.

Es gibt sehr viele Sprachwissenschaftler, die sich mit der Sprache und der Qualität von Kommunikation beschäftigen. Dazu zählt Friedemann Schulz von Thun, der bekannt wurde durch sein »Vier-Ohren-Modell« In diesem beschreibt Schulz von Thun, dass jede Botschaft vier Inhalte transportiert:

1. Selbstoffenbarung: Was ist das für einer? Was ist mit Ihm?
2. Beziehung: Wie redet der eigentlich mit mir? Wen glaubt er vor sich zu haben?
3. Sachverhalt: Wie ist der Sachverhalt zu verstehen?
4. Appell: Was soll ich tun, denken, fühlen auf Grund seiner Mitteilung?[61]

Eine Botschaft enthält unterschiedliche Bestandteile und kann auf unterschiedlichen Ebenen verstanden werden. Wird die gewünschte Aussage nicht vermittelt, führt das häufig zu Missverständnissen in der Kommunikation.

Marshall B. Rosenberg ist aufgefallen, dass viele Probleme in der Kommunikation daran liegen, dass sie vom Empfänger der Botschaft als verletzend wahrgenommen. Sehr viele Aussagen im Alltag werden »wertend« formu-

[61] Schulz von Thun, F. (2008). Miteinander reden: 1 Störungen und Klärungen – Allgemeine Psychologie der Kommunikation. Reinbek bei Hamburg: Rowohlt, S. 45

liert. Dabei kann diese gemischte Form der Kommunikation als Vorwurf verstanden werden und auf der Beziehungsebene oder der Sachebene verletzen. Rosenberg sieht dabei jede Form von Wertung als verletzend an, da sie einen Menschen immer auf einen bestimmten Bestandteil oder eine bestimmte Eigenschaft zu reduzieren.

Beispiel

»Sie sind Betreuungskraft« – diese Aussage reduziert Sie im Moment der Aussage auf Ihren Beruf. Aber jede Betreuungskraft ist auch Kind seiner Eltern und hat während seines Lebens unterschiedliche Dinge erlebt. Hat vielleicht Kinder, eine Umschulung gemacht, ist Bruder oder Schwester. All diese Facetten werden bei der Aussage nicht berücksichtigt, daher bezeichnet Rosenberg die Bewertung als Reduzierung und diese Reduzierung lässt sich als Gewaltakt bezeichnen.

Sein Lösungsansatz lag zum einen darin, Gefühle zu beschreiben und zum anderen darin, Beobachtung und Bewertung bewusst zu trennen.

Wichtig ist dabei zu bedenken, dass diese Trennung relativ ist. Unsere Wahrnehmung ist von unserem Selbstbild und unserem Wertesystem sowie Moralvorstellungen geprägt.

An dieser Stelle steht auch immer der Konflikt, dass Sie zum einen auf das Problem bzw. die Situation schauen müssen. Es ist wichtig, eine sehr gute Biografie zu schreiben, um den Bewohner zu kennen. Aber alles lässt sich nicht beschreiben. Jede dieser Methoden hat Grenzen. Es gibt also nicht die Möglichkeit, eine Person in ihrer Ganzheit zu beschreiben, sondern nur bestimmte Facetten. Daher ist es sinnvoll, die Inhalte kurz zu halten und die Dokumentation plakativ zu halten. Einerseits werten Sie nicht, dennoch hat der Inhalt einen reduzierenden Charakter. »Teilnehmer« ist z. B. eine Verallgemeinerung, wobei der Name des Bewohners immer einen biografischen Bezug hat.

Marshall B Rosenberg sagt: »Die GFK tritt nicht dafür ein, dass wir vollkommen objektiv bleiben und uns jeglicher Bewertung enthalten. Sie verlangt nur, dass wir zwischen unseren Beobachtungen und unseren Bewertungen immer sauber trennen. GFK ist eine prozessorientierte Sprache, die statische Verallgemeinerungen eher verhindert; stattdessen werden Bewertungen nur auf der Grundlage von Beobachtungen vorgenommen, konkret bezogen auf die Zeit und den Handlungszusammenhang.«[62]

Hinweis

Die saubere Trennung zwischen Beobachtung und Bewertung wird auch im Dokumentationsinstrument DI-ABBA eingesetzt. Zum einen wird so auf das Befinden eingegangen und zum anderen wird dokumentiert, wie diese Information hergeleitet wurde. Damit wird leider die Problematik der subjektiven Situationsinterpretation nicht komplett gelöst, es wird aber nachvollziehbar, wie es zu einem konkreten Rückschluss kommt.

Die Vorgaben des MDK fordern, dass das Befinden der Bewohner so dokumentiert werden soll, dass ersichtlicher Weise aus einem geplanten Prozess entstanden ist. Es ist wichtig, dass die sich Dokumentation auf den sozialen Prozess bezieht. Durch die strukturierte Trennung zeigen sich in der Dokumentation mittels DI-ABBA Beobachtung und Bewertung als jeweils separate Teile – also prozesshaft.

Fazit

Sprache ist ein wichtiges Mittel der Kommunikation – miteinander und übereinander.

Die Haltungen der Einzelnen spiegeln sich in der Kommunikation mit anderen Menschen und der Dokumentation von Sachverhalten wider so auch in der Dokumentation der Sozialen Betreuung.

Denken Sie daher bei Ihrer Kommunikation und Dokumentation an die bewusste Trennung von Beobachtung und Bewertung. Dann erfolgt bei Ihnen auch die Wirkung, dass sich Ihre Sprache und Ihr Denken wechselseitig beeinflussen.

---

62 Rosenberg, M.B. (2013). Gewaltfreie Kommunikation. 11. Aufl., Paderborn: Junfermann, S. 45–54

6.3 Kybernetik: Was Sie über das Beobachten wissen sollten

Kybernetik ist die Wissenschaft, die sich mit der Selbststeuerung von Systemen beschäftigt. Dabei wird versucht, die Regel- und Steuerungsmechanismen von Lebewesen nachzuahmen.

Da wir als Menschen in Beziehungen leben, können wir über unsere Wahrnehmungen und Beobachtungen das Verhalten anderer einschätzen. Diese Einschätzung hat eine sehr unterschiedliche, eben individuelle Qualität. So kann es sein, dass jemand einen anderen sehr gut einschätzt oder aber auf seinen Vorurteilen beharrt. Beobachten ist auch ein wissenschaftliches Instrument, das sowohl in der allgemeinen Forschung als auch im speziellen oder der Sozialforschung verwendet wird.[63]

Wahrnehmung ist ein wichtiger Bestandteil unseres Lebens. Ohne Wahrnehmung könnten wir nicht auf unsere Umwelt reagieren. Ab unserer Geburt üben wir uns darin, unsere Umwelt wahrzunehmen. Wir nehmen unsere Umgebung bzw. die Welt, in der wir leben, durch unsere Sinne (Hören, Riechen, Schmecken, Sehen, Fühlen) wahr und geben unseren Sinneseindrücken unterschiedliche Bedeutungen.

Eine Betreuungskraft kann dieses Verständnis nutzen, um aus dem beobachteten Verhalten eines Bewohners dessen Befinden, seine Lebensqualität, abzuschätzen. Deshalb ist es sinnvoll, sich das System dahinter anzuschauen und einen Blick auf die Grundlage einer Systemtheorie – hier der Kybernetik – zu werfen. Der Mensch lebt in Beziehungen und ist damit Teil eines Systems von sehr unterschiedlichen Einflüssen.
Da diese Form der Wahrnehmung nicht wissenschaftlich oder fachlich ist, wird sie als »alltägliche Wahrnehmung« bezeichnet.

DI-ABBA lässt sich mit und ohne Beobachtungsinstrumente nutzen. Da aber die Beobachtung (oder auch Wahrnehmung) bzw. die Auswertung des Beobachteten Grundlage des Arbeitsauftrags ist, sollten Sie die Grundlagen

---

63 Beushausen, J. (2013). Gesundheit und Krankheit in psychosozialen Arbeitsfeldern. Göttingen: Vandenhoeck & Ruprecht. S. 33–34

der Beobachtung kennen und eine professionelle Haltung dazu gewinnen. Gleichzeitig bietet der bewusste Zugang zur Beobachtung auch die Möglichkeit, Ihre Fähigkeiten zu verbessern oder zu hinterfragen. Außerdem hilft Ihnen das Beobachtungs-Hintergrundwissen bei der Argumentation, warum dies Grundlage Ihrer Angebotsgestaltung ist. Es ist immer von Vorteil, anderen sein eigenes Handeln gut erklären zu können.

6.3.1 Kybernetik erster Ordnung

Die Kybernetik bzw. Kybernetik erster Ordnung ist eine wissenschaftliche Methode, die sich mit selbstregulierenden Systemen beschäftigt. Die Beziehung zwischen zwei Menschen stellt ein solches System dar.

Als Betreuungskraft sind Sie Teil von unterschiedlichen Beziehungen, stecken also in verschiedenen Systemen. Die Beziehung zum Bewohner ergibt sich aus Ihrem Arbeitsauftrag, aus den Möglichkeiten der Einrichtungen und aus Ihren personellen Ressourcen sowie denen des Bewohners, da seine Bedürfnisse über die Handlungsaufgaben bestimmen. Der Bewohner ist wiederum in eigene Systeme eingespannt: in die Pflegeleistungen, sein persönliches Umfeld, seine Kompetenzen.

Sie beide sind aber auch von Ihrer jeweiligen Persönlichkeit abhängig. Die Persönlichkeiten der Pflegekräfte, Betreuungskräfte und die des Bewohners reagieren aufeinander – ein Beziehungssystem entsteht. Diese Faktoren beeinflussen einerseits das Befinden und andererseits die Wahrnehmung. Sie müssen deshalb berücksichtigen, dass Sie als Beobachter auch Teil eines Systems sind. Spannend ist daher, dass jede Dokumentation nur einen ganz bestimmten Teil dieses Systems aufzeigen kann. Wichtig ist, zu wissen, dass viele Faktoren Ihre Wahrnehmung beeinflussen.

Trennt man sich von dem Begriff »System«, da »Beziehungen« bei Personen der gewohntere Begriff ist, zeigt sich, welch großer Teil der Betreuung tatsächliche Beziehungsarbeit ist. Aus diesem Kontext wird ersichtlich, dass Beziehung ein sehr wichtiger Bestandteil ist, um Lebensqualität und Wohlbefinden zu erreichen. Es ist daher sinnvoll, diese Faktoren bei der Bewertung wie auch bei der Planung der Angebote zu berücksichtigen.

Es sollte daher auch hinterfragt werden, welchen Einfluss das Verhalten der Betreuungskraft bei der Umsetzung des Angebots hat.[64]

Beispiel – Fehlende Unterstützung

Eine Betreuungskraft hat private Sorgen und ist während des Arbeitstages nicht so »bei der Sache« wie sonst. Bei ihrem Angebot »Strickkreis« hat sie daher weder die Geduld, die sie üblicherweise mitbringt, noch achtet sie konzentriert auf die Bedürfnisse der Bewohner wie sonst. Eine Bewohnerin, die eigentlich sehr gut und selbstständig mitarbeitet, hat einen Fehler in ihrer Handarbeit festgestellt und ist enttäuscht. Zum einen, weil sie einen Fehler gemacht hat, und zum anderen, weil die von ihr erwartete Unterstützung der Betreuungskraft heute ausbleibt. Die Bewohnerin beschwert sich und sagt, dass ihr der Strickkreis nicht gefällt.

Einerseits war die Bewohnerin unzufrieden, weil ihr ein Fehler passierte. Andererseits weil ihr die Betreuungskraft heute nicht im erwarteten Umfang geholfen hat und keine gute Laune an den Tag legte. Alle drei Faktoren nehmen also Einfluss auf das Befinden der Bewohnerin.

Es findet eine Wechselwirkung statt:
- Hätte die Bewohnerin an diesem Tag keinen Fehler gemacht, wäre ihr nicht aufgefallen, dass die Betreuungskraft nicht so reagiert wie sonst.
- Hätte die Betreuungskraft ihre normale Tagesform gehabt, hätte sie schneller auf den Fehler reagiert und die Bewohnerin wäre nicht so frustriert.

Dieses Beispiel zeigt, wie unterschiedliches Verhalten aber auch die Tagesform wechselwirkend reagieren. Dies beeinflusst die Beziehung des Bewohners zur Betreuungskraft und auch sein Befinden. Daher ist es sehr sinnvoll, wenn Sie immer auch Ihre Rolle als Betreuungskraft hinterfragen oder einen bewussten Blick auf das System werfen. Gleichzeitig zeigt dies aber auch, dass es keine absolut objektive Beobachtung gibt, weil bestimmte Faktoren im Unbewussten jegliche Beobachtung beeinflussen.

---

64 Beushausen J (2013): Gesundheit und Krankheit in psychosozialen Arbeitsfeldern. Göttingen: Vandenhoeck & Ruprecht. S. 33–34

6.3.2 Kybernetik zweiter Ordnung – der Beobachter als Teil des Systems

Die Kybernetik zweiter Ordnung geht davon aus, dass der Beobachter das Ergebnis seiner Beobachtung beeinflusst – es also zu Wechselwirkungen kommt. Dies bedeutet für Sie, dass Sie hinterfragen müssen, was und wie Sie beobachten, damit Ihre Bewertung eine gute Qualität und hohe Aussagekraft hat.

Die Beobachtung wird z. B. durch Faktoren wie Stimmungslage, Tagesform und Beziehung beeinflusst. Des Weiteren lohnt es sich, auch Ihr eigenes Verhalten zu beobachten.

- Habe ich die Bedürfnisse des Bewohners beim Angebot einbezogen?
- Habe ich seine Fähigkeiten berücksichtigt?
- Hat der Bewohner eine passive oder aktive Aufgabe von mir bekommen?
- Wie wirkt meine Tagesform auf den Bewohner?

Berücksichtigen Sie diese unterschiedlichen Faktoren bei der Beobachtung, beziehen Sie unterschiedliche Perspektiven mit ein. Beobachtung ist erlernbar.[65]

Tipp

Beobachten Sie andere Personen und fragen Sie nach, ob Ihre Einschätzung richtig ist. Dies kann auch im kollegialen Umfeld geschehen.

Vielen Betreuungskräften fällt es sehr schwer, Gefühle zu formulieren, da diese schließlich auf einer Vermutung basieren. Dieses Problem bleibt leider auch bestehen, egal wie gut die Dokumentation ist. Trotzdem ist die Beobachtung ein so wichtiges Instrument. Vorausgesetzt, Sie sind mit den Vor- und Nachteilen und Grenzen der Beobachtung vertraut.

Es wurden unterschiedliche Instrumente geschaffen, um die Lebensqualität zu erfassen, dazu zählen das Dementia Care Mapping (DCM) und das Hei-

[65] Ebd.

delberger Instrument zur Erfassung von Lebensqualität bei Demenz (H.I.L.DE.), die ich Ihnen ja im Kapitel 3.7.1 kurz vorgestellt habe.

Beide Systeme wurden in Studien erprobt und haben eine wissenschaftliche Grundlage. Aber auch diese Systeme können nicht mit absoluter Gültigkeit garantieren, dass die Einschätzung der Lebensqualität genau dem entspricht, wie der Bewohner sie erlebt hat.[66] Bei diesen Systemen wird ebenfalls letztendlich Ihre Beobachtungsgabe genutzt, dafür erfolgt die Beobachtung über bestimmte Vorgaben und Systeme. Darum ist es sehr wichtig, Aufwand und Ergebnis ins Verhältnis zu setzen.

Die Dokumentation mit DI-ABBA ist schlüssig und nachvollziehbar, weil sie vom Beobachter selbst argumentiert wird. Der Dokumentationsschlüssel ist praktisch aufgebaut und einfach umsetzbar. Andere Systeme benötigen einen großen Aufwand, um eingeführt und umgesetzt zu werden. Da die Dokumentation (nur) ein Teil des Betreuungsprozesses ist, müssen Nutzen und Aufwand gut abgeschätzt werden.

6.4 Hermeneutik: Was Sie über Interpretation und Deutung wissen sollten

Dieses Kapitel dient dazu, Ihre eigenen Deutungen zu hinterfragen und sich der Kompetenz einer fachlichen Methode zu bedienen. Hermeneutik bedeutet das Auslegen bzw. Deuten – es ist eine Methode des systematischen Verstehens von Sinnzusammenhängen. Ein fester Bestandteil von DI-ABBA ist die Bewertung. Dabei geht es um die Einschätzung der Beobachtung und darum, das verhalten zu interpretieren bzw. zu deuten. Aus diesem Grund ist die Deutungslehre eine wichtiger Bestanteil des fachlichen Hintergrundes.

---

[66] Riesner, C. (Hrsg.) (2014). Dementia Care Mapping (DCM) – Evaluation und Anwendung im deutschsprachigen Raum, Bern Hans Huber S. 20
Becker S., Kaspar, R. & Kruse, A. (2011). H.I.L.DE.- Heidelberger Instrument zur Erfassung der Lebenserfassung demenzerkrankter Menschen (H.I.L.DE.) S. 97–102

Beispiel

»Jemand schmiert einem anderen ein Brot.« Was haben Sie beobachtet? – »Wie eine Person für eine andere ein Brot schmiert.«. Das muss man nicht auslegen, deuten oder interpretieren. Das ist Kybernetik erster Ordnung ohne Interpretation.

Schauen Sie sich jetzt die beiden Personen an: In welchen Beziehungen können »Jemand« (der das Brot schmiert) und der »Andere« (der das Brot geschmiert bekommt) stehen? Es könnte eine Partnerschaft sein. »Lukas schmiert seiner Freundin ein Brot«, dann könnte man auslegen, dass das Brotschmieren aus Zuneigung geschieht. »Die Mutter schmiert dem Kind das Brot« – dann könnte man auslegen, dass das Kind das noch nicht kann oder das die Mutter genervt ist, weil das Kind noch nicht angefangen hat, ein Brot zu schmieren etc.

»Die Pflegekraft schmiert dem Pflegekunden ein Brot« – dann kann man auslegen, dass sie den Auftrag bekommen hat oder dass sie ein Bedürfnis erkannt hat.

Das heißt: Je nach Person und Gefüge lassen sich unterschiedliche Beziehungen und Begründungen auslegen. Sie müssen aber erklären, wie Sie zu Ihrer Deutung gekommen sind. Damit hinterfragen Sie sich als Beobachter (Kybernetik zweiter Ordnung: Der Beobachter deutet aus seiner Lebenserfahrung und seiner Qualifikation, aber auch aus seinem Auftrag heraus) und das beeinflusst die Beobachtung.

Gleichzeitig können Sie aber auch fragen, welche Inhalte notwendig sind, um einen Fall auslegen zu können. So ist es beim Brotschmieren z. B. egal, ob es sich um Brötchen oder Brot handelt.

Aber der Fall würde sich verändern, wenn es andere Personen wären: Mutter zu Kind verhält sich anders als Partner zu Partner oder Pflegekraft zum Pflegekunden. Also ist es dann wichtig zu fragen, wie sich die Personen zueinander verhalten.

Was bleibt gleich? Einer hat das Bedürfnis, dass ein anderer satt wird bzw. ein geschmiertes Brötchen bekommt. Am Ende ist es wichtig, dass deutlich wird, dass die Deutung eine Theorie ist. Leider gibt es weder bei der Deutung noch bei der Bewertung einen Goldstandard, eine Garantie.*

* Vgl. Wernet A. (2009): Einführung in die Interpretationstechnik der Objektiven Hermeneutik. S. 21–42

LITERATUR

Arbeitsgruppe technischer Implementierungsleitfaden, FINSOZ e.V., Projektbüro Ein-STEP und DVMD e.V. (2017). Anforderungsprofil für die Abbildung des Strukturmodells in Dokumentationssystemen (Version 1.4). Im Internet: www.ein-step.de

Becker, S.; Kaspar, R. & Kruse, A. (2011). H.I.L.DE. Heidelberger Instrument zur Erfassung der Lebensqualität demenzkranker Menschen (H.I.L.DE.). Bern: Huber

Beushausen, J. (2013). Gesundheit und Krankheit in psychosozialen Arbeitsfeldern. Göttingen: Vandenhoeck & Ruprecht

Bundesministerium für Gesundheit (2015). Handlungsanleitung (Version 1.1) zu praktischen Anwendung des Strukturmodells (ambulant/stationär), der integrierten Strukturierten Informationssammlung (SIS) mit der Matrix zur Risikoeinschätzung, der Maßnahmenplanung und der Evaluation sowie mit Hinweisen zum Handlungsbedarf auf der betrieblichen Ebene. Berlin

Deutsche Alzheimer Gesellschaft (o. J.). Informationsblatt 1. Die Häufigkeit von Demenzerkrankungen. Im Internet: https://www.deutsche-alzheimer.de/unser-service/informationsblaetter-downloads.html [Zugriff am 23.10.2017]

GKV-Spitzenverband (2016). Richtlinien nach § 53c SGB XI zur Qualifikation und zu den Aufgaben von zusätzlichen Betreuungskräften in stationären Pflegeeinrichtungen (Betreuungskräfte-RL) vom 19. August 2008 in der Fassung vom 23. November 2016

Greb-Kohlstedt, B.; Kammeyer, U. & Rücker, R. (2017). Dokumentation in der Betreuungsarbeit: Chancen nutzen mit PSG, Strukturmodell und NBI. Hannover: Vincentz

Hellmann, S. (2015). Formulierungshilfen Soziale Betreuung und Alltagsgestaltung. Hannover: Schlütersche Verlagsgesellschaft

Holtwiesche, A.K. (2016). Dem Bewohner geht es gut. In: pflegen: demenz 39/2016. Velber: Friedrich

Innes, A.; Müller-Hergl, C. & Herrmann, M. (2004). Die Dementia Care Mapping Methode – Anwendung und Erfahrungen mit Kitwoods person-zentriertem Ansatz. Bern: Huber

Institut für Gerontologie der Uni Heidelberg & Sektion Gerontopsychiatrie an der Psychiatrischen Universitätsklinik Heidelberg (2006). Projekt »Identifizierung bzw. Entwicklung von Instrumenten zur Erfassung von Lebensqualität gerontopsychiatrisch erkrankter Menschen in stationären Einrichtungen der Altenhilfe« – H.I.L.DE. Abschlussbericht. S. 5. Im Internet: http://www.gero.uni-heidelberg.de/forschung/hilde.html

Jurgschat-Geer, H. (2017). Das NBI nutzen, um Angebote zu gestalten. In: Aktivieren 5/2017. Hannover: Vincentz

Kitwood T.(2008). Dement. Der person-zentrierte Ansatz im Umgang mit verwirrten Menschen« Deutschsprachige Ausgabe herausgegeben von Christian Müller-Hergl. 5. ergänzte Auflage. Bern: Huber

Kostka, C. & Kostka, S. (2013). Der Kontinueirliche Verbesserungsprozess – Methoden des KVP. 6. Auflage München: Hanser

König, J. (2014). Dokumentationswahnsinn in der Pflege – es geht auch anders. Hannover, Schlütersche Verlagsgesellschaft

König, J. (2014). Der MDK – Mit dem Gutachter eine Sprache sprechen. 8. Auflage. Hannover: Schlütersche Verlagsgesellschaft

König J. (2017). 100 Fehler bei der Pflegedokumentation und was Sie dagegen tun können. Hannover: Schlütersche Verlagsgesellschaft

Krohwinkel, M.(2007). Rehabilitierende Prozesspflege am Beispiel von Apoplexiekranken – Fördernde Prozesspflege als System. 2. Überarbeitete und ergänzte Auflage. Bern: Huber

Maslow A.H. (2010). Motivation und Persönlichkeit. 12. Auflage. Reinbek bei Hamburg: Rowohlt

MDS & GKV Spitzenverband (2017). Richtlinien des GKV-Spitzenverbandes über die Prüfung der in Pflegeeinrichtungen erbrachten Leistungen und deren Qualität nach § 114 SGB XI (Qualitätsprüfungs-Richtlinien –QPR) vom 27. September 2017

Gültig ab 1. Januar 2018: Qualitätsprüfungs-Richtlinien Teil 2: stationäre Pflege mit Anlagen (Stand: 27.11.2017) Im Internet: https://www.mds-ev.de/richtlinien-publikationen/pflegeversicherung/qualitaetspruefungen-rechtliche-grundlagen.html

Rheinberg, F.; Vollmeyer, R. & Engeser, S. (2003). Die Erfassung des Flow-Erlebens. In: Stiensmeyer-Pelstrer, J. & Rheinberg, F. (Hrsg.). 20003. Diagnostik von Motivation und Selbstkonzept. Göttingen: Hogrefe

Riesner, C. (Hrsg.) (2014). Dementia Care Mapping (DCM) – Evaluation und Anwendung im deutschsprachigen Raum. Bern: Huber

Rosenberg, M. (2013). Gewaltfreie Kommunikation – Eine Sprache des Lebens. 11. Aufl. Paderborn: Junfermann

Schulz von Thun, F. (2008). Miteinander reden 1: Störungen und Klärungen – Allgemeine Psychologie der Kommunikation. Reinbek bei Hamburg: Rowohlt

Wernet, A. (2009). Einführung in die Interpretationstechnik der Objektiven Hermeneutik. 3. Aufl. Wiesbaden: VS Verlag für Sozialwissenschaften

Wieteck, P. & Velleuer, H.(2001). Pflegeprobleme formulieren – Pflegemaßnahmen planen Leitfaden zur Dokumentation pflegerischer Interventionen. 7. Auflage. Bad Emstal: Recom

REGISTER

Ablehnung 103
Absicht 62
AEDL 35
Aktion 10, 57, 60, 67, 108
Angebot 10, 56, 60, 61, 105
Arbeit, biografiebezogene 83
Aussagen 112
Auswertung 63

Bedürfnisse 20
– soziale 49
Begutachtungsinstrument 38
Beobachtung 10, 57, 60, 62, 106
Berichteblatt 70, 100
Betreuungskräfte
– Anforderungen 17
– Grundsätze und Aufgaben 15
Beweislastumkehr 33
Bewertung 10, 57, 60, 64, 107
Bewohnerbiografie 50
Bewohner, mit Demenz 31
Beziehungsarbeit 114
Biografiearbeit 83

DCM 32, 40
Deming-Kreis 117
DI-ABBA 11, 55
– Bestandteile 59
– Betreuungsleistungen 71
– Praxistipps 105
– Qualität 68
Dokumentation
– als Nachweis 32
– Anforderungen 26
– Begrifflichkeiten 110
– Grundlagen 26
– Kriterien 39
Dokumentationsinstrument 10

Eingewöhnungsphase 77
Einzelbetreuung 79
Empathie 18

Flow-Erleben 93
Formulierungshilfen 9, 111

Gefühle 21
Gewaltfreie Kommunikation 121

Hausführung 77
Heimeinzug 78
Hermeneutik 117, 128
H.I.L.DE. 32, 40

Immer-So-Prinzip 33

Kommunikation 82
Kommunikationsfähigkeit 22
Kreativität 23
Kybernetik 117, 124

Menschen mit Demenz 82
Methoden, der sozialen Betreuung 52

Orientierung 82

PDCA-Zyklus 118

Pflegebedürftigkeit 14
Pflegesysteme 34

Qualitätsprüfungs-Richtlinien 28

Reduktion 62

Selbstbestimmung 86
Selektion 62
SIS® 36
Soziale Betreuung
- als Prozess 55
- Dokumentation 27
- Ziele 10
Sterbebegleitung 80

Tagesform 25

Vier-Ohren-Modell 121

Wahrnehmung 62
WHO-5-Wohlfühltest 46
Wohlbefinden 46, 91, 99

Zuschreibungen, unangemessene 30

FSC
www.fsc.org
MIX
Papier | Fördert gute Waldnutzung
FSC® C083411

Zeitfracht Medien GmbH
Ferdinand-Jühlke-Straße 7
99095 Erfurt, Deutschland
produktsicherheit@kolibri360.de